Wie gefährlich ist der Katalysator?

G. A. Ulmer

Wie gefährlich ist der Katalysator?

G. A. Ulmer Verlag · 7201 Tuningen

Postfach 40, 7201 Tuningen
Telefon 0 74 64/15 83

Titelgestaltung, Layout,
Grafiken, Text:
G. A. Ulmer, Tuningen

ISBN 3-924191-52-2

Inhaltsverzeichnis

Der klassische, sondengeregelte Zweibett-Dreiwegekatalysator

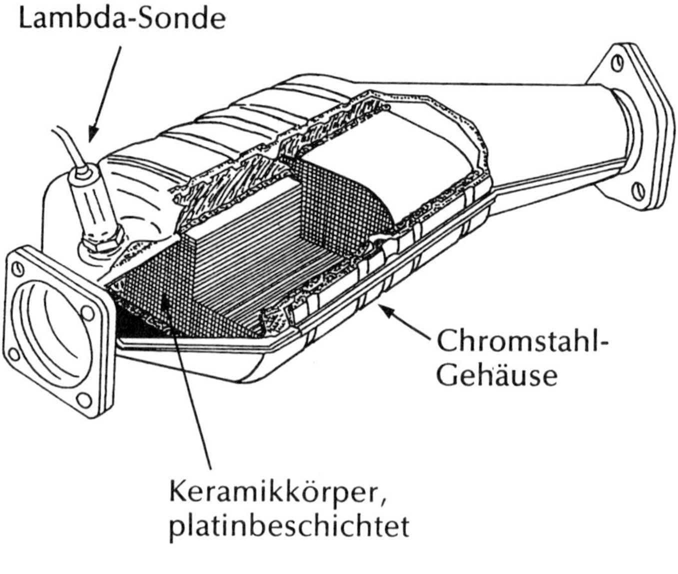

Einführung

Durch ein Telefongespräch, das ich vor einiger Zeit führte, erfuhr ich, daß ein Arzt bei mehreren Menschen anläßlich ihrer Untersuchung in den Lungen Platinstaub feststellte. Woher kommt dieser Platinstaub? Grundsätzlich kann er nur vom platinbeschichteten Keramikkörper des Dreiwege-Automobilabgaskatalysators stammen, der Platinstaub mit den Abgasen freisetzt, sowie von der vor dem Katalysator eingesetzten Lambda-Sonde, von deren Meßoberfläche Platin verlorengehen kann.

Diese Mitteilung des Arztes ließ mich aufhorchen. Ich fragte mich, welche Empfindungen und Gefühle hättest du, wenn der Arzt dir diese Mitteilung machen würde. Was ist da zu tun? Welche Folgen hat dies? Welche Krankheiten können entstehen?

Immer noch gilt das alte Sprichwort „Vorbeugen ist besser als heilen". Manchmal jedoch gibt es gar keine Möglichkeit der Heilung mehr, sondern nur noch ein langjähriges Siechtum. Deshalb ist es wichtig und notwendig, vorbeugende Maßnahmen zu ergreifen, bevor für viele Menschen ein Lungen- oder Blutkrebsleiden beginnt.

In den letzten Jahren entbrannten umfangreiche Diskussionen um die Atomenergie und um die Müllverbrennung. Jetzt werden Diskussionen auch bezüglich des Katalysators geführt. Sowohl das Energieproblem wie auch das Müllproblem hat Tausende mobilisiert und aktiviert. Das Katalysator-Problem jedoch ist noch nicht genügend ins Bewußtsein der Öffentlichkeit gedrungen und wird noch wenig beachtet, obwohl der Kontakt mit katalysatorbestückten Autos jeden, insbesondere auch Kinder, unmittelbar bedroht.

Deshalb soll dieses Buch in sachlicher Form Aufschluß geben und informieren, welche Gefahren durch die Katalysator-Technologie auf uns zukommen, auf unsere Gesundheit, auf unser Leben und damit auch auf unsere Kinder. Es sind ernstzunehmende Faktoren, die im folgenden erläutert werden.

In erster Linie geht es um hochgiftige Platinstaubaerosole, die beim Katalysator bei hohen Temperaturen freigesetzt werden; außerdem um Schwefeltrioxid, Schwefelwasserstoff, Blausäure und Phosphorsäure-Ester (Nervengas). Diskutiert wird über die Magnetfeldstrahlung auf die Insassen. Überdies geht es auch um die Gefahr des Benzols, das in größeren Mengen dem bleifreien Treibstoff zugesetzt wird. Es werden Bedenken laut wegen einer Leukämie-Auslösung.

Wichtig ist es, diese Fakten nicht auf die leichte Schulter zu nehmen und sie auch am Grundgesetz abzuwägen, *das jedem das Recht auf körperliche Unversehrtheit einräumt. Weder die Wissenschaft noch die Wirtschaft haben das Recht, unser Leben zu gefährden und zu vergiften.* Auch die Politiker sind hier gefordert, die versprechen, Schaden vom Volk abzuwenden. Sie dürfen nicht leichtfertig und vorschnell Entschlüsse fassen und Gesetze verabschieden, die nicht voll biologisch abgesichert sind. Dann können auch Behauptungen von Instituten und Ministerien nicht ernstgenommen werden, wenn sie sagen, daß sich zum Beispiel *von Platinverlusten des Katalysators keine Bedrohungen ergeben, da es zur Zeit überhaupt kein technisches Meßverfahren für Platin in kleinsten Mengen gibt und bis jetzt so gut wie nichts erforscht und deshalb auch noch nichts bekannt ist.*

Wenn alle Unsicherheitsfaktoren auf ein sogenanntes Restrisiko abgewälzt werden, dann kann es gehen wie mit dem Atomreaktor von Tschernobyl. Was nach angeblich exakten Berechnungen der Wissenschaft erst in Hunderttausenden von Jahren hätte passieren dürfen, geschah am 26. April 1986. Radioaktive Luftmassen und Wolken schoben sich über ganz Europa. Noch heute sind Milliarden Menschen in Gefahr. Das Risiko, an den Folgen der Verstrahlung zu erkranken, ist für die weitaus meisten Menschen sehr gering, aber existent. *Auch durch die Katalysatortechnik müssen wir mit ungeheuren Folgeschäden rechnen.* Ich hoffe, daß dieses Buch eine entsprechende Resonanz auslöst, die zur Aufklärung dieses Problems beitragen kann.

Besonderer Dank gebührt dem früheren Präsidenten der Deutschen Krebsforschungs-Gesellschaft, Herrn Dr. Hans A. Nieper von der Paracelsusklinik Silbersee in Hannover. Im Frühherbst 1985 begegnete er in seiner Sprechstunde als Arzt einem Amerikaner, der wegen seiner ernsten Lungenerkrankung als „katalysatorgeschädigt" invalidiert wurde. Durch diesen Fall wurde Dr. Nieper auf die Katalysator-Gefahren aufmerksam und hat sich dieses Problems intensiv angenommen. Seither hat er ein umfangreiches Material zusammengetragen und durch eigene Forschungen ergänzt. Die Zeitschrift „Raum und Zeit" hat dankenswerterweise seine Aufsätze und Kommentare und auch eine spezielle Sonderdokumentation „Der steuerbegünstigte Lungenkrebs" veröffentlicht. Auch viele andere Wissenschaftler wie Prof. Dr. Forth, Dipl.-Ing. Gerd Legien, Kfz-Ing. Brendel, Dipl.-Ing. Heinz-Thilo Schindler u. a. haben darüber ausführlich berichtet, worauf später noch im einzelnen genauer eingegangen werden soll.

Zuerst wollen wir uns jetzt zum besseren Verständnis des Ganzen mit ökologischen Fragen und der sogenannten Umweltpolitik beschäftigen, da die Katalysator-Frage in die heutige Umweltpolitik eingebettet ist.

Der Bio-Kreislauf

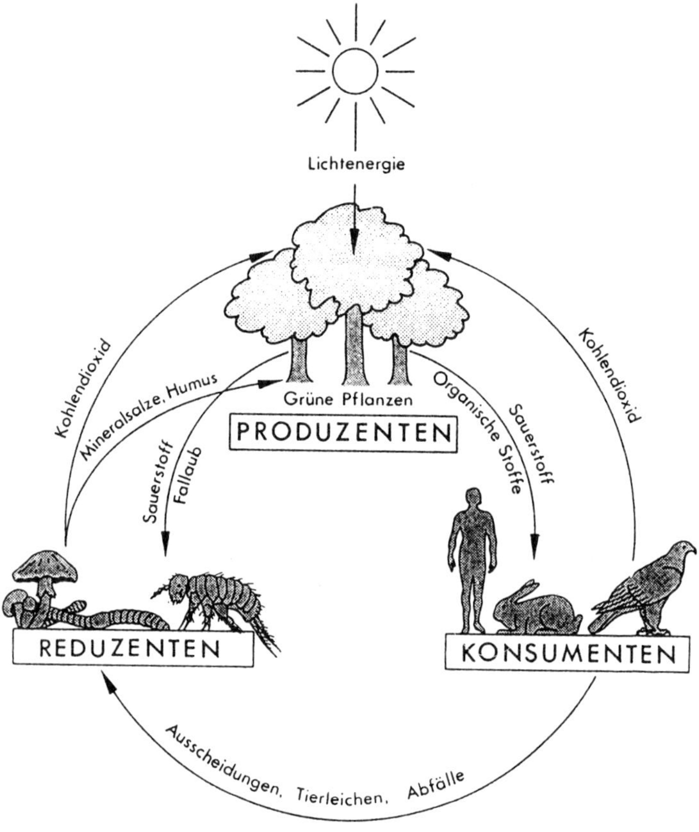

Das ökologische Gleichgewicht

Vor mehr als 100 Jahren (1866) hat der deutsche Zoologe Ernst Haeckel eine neue biologische Denk- und Arbeitsrichtung unter der Bezeichnung „Ökologie" formuliert. Das Wort stammt vom griechischen „Oikos" und bedeutet Haus oder Haushalt und von „Logos", was Wort oder Lehre ausdrückt. Ökologie ist mehr oder weniger die Haushaltskunde der Natur. Haeckel schrieb damals:

„Unter Ökologie verstehen wir die gesamte Wissenschaft von den Beziehungen des Organismus zur umgebenden Außenwelt, wohin wir im weiteren Sinne alle Existenz-Bedingungen rechnen können. Diese sind teils organischer, teils anorganischer Natur. Wir haben, als wir von den Existenz-Bedingungen der Außenwelt sprachen, vorzugsweise die anorganischen im Auge gehabt, der Einfluß des Lichts, der Wärme, der Feuchtigkeit, der anorganischen Nahrung usw. Viel wichtiger aber noch als diese und viel einflußreicher auf die Umbildung und Anpassung der Arten sind die organischen, d. h. die Wechselbeziehungen aller Organismen untereinander. Jede einzelne Organismen-Art ist abhängig von vielen anderen, welche mit ihr am gleichen Ort leben, und welche ihr entweder schädlich oder gleichgültig sind." (1)

Die Ökologie ist also eine aus der Biologie hervorgegangene Wissenschaft, die sich mit den Wechselbeziehungen der belebten und der unbelebten Umwelt befaßt. Jedes Lebewesen ist umgeben und wird beinflußt von einer Vielzahl von Faktoren, die seinen Lebensraum (Biotop) darstellen und mit denen zusammen es ein Geflecht oder Netzwerk bildet. Eine Lebensgemeinschaft (Biozönose) gemeinsam mit dem Lebensraum (Biotop) bildet ein ökologisches System, auch Ökosystem genannt.

Ökosysteme können in jeder spezifischen, klimatisch und topographisch unterschiedlichen Größenordnung entstehen. Es gibt deshalb verschiedenste Arten von Ökosystemen. So stellen z. B. Wald, Wiese, Feld, Fluß, See, Teich, Moor, Meeresküste, aber auch Blattoberflächen, Wurzelräume usw. einzelne Ökosysteme dar.

In der Regel sind Produzenten, Konsumenten und Reduzenten in der Biozönose eines Ökosystems vereint. Produzenten sind Erzeuger organischer Stoffe, dies sind in erster Linie die grünen Pflanzen. Bei den Konsumenten unterscheidet man Konsumenten 1. Ordnung, das sind Verbraucher, die sich hauptsächlich von Pflanzen ernähren, und Konsumenten 2. Ordnung, die sich überwiegend räuberisch ernähren. Reduzenten sind Zersetzer, die Reste von Organismen abbauen und wieder in ihre Grundbestandteile überführen. Diese dienen dann den Produzenten (Pflanzen) wieder als Nährstoffe. Reduzenten sind u. a. Würmer, Bakterien, Einzeller und Pilze.

In einem natürlichen Ökosystem wird unter möglichst guter Ausnutzung der Sonnenenergie reichlich Nahrung für die Zersetzer produziert, die für eine vollständige Recyclierung (Wiederverwendung) innerhalb des Ökosystems sorgen. Auf diese Weise ist der Regelkreis der Natur geschlossen. (2)

Überall in der Natur herrschen ökologische Grundprinzipien vor, die durch ihre Funktionsfähigkeit die langfristige Stabilität der Natur, die Entwicklung des Lebens und seine Aufrechterhaltung garantieren. Bei allen Vorgängen der Natur erkennen wir Kreisläufe. Ohne diese könnte die Natur nicht funktionieren. *Auch der Abfall wird innerhalb dieses Kreislaufs so umgewandelt, daß er wieder zur Grundlage neuen Lebens wird.* Durch die Rückführung der Rohstoffe in den Kreislauf nimmt die Menge der für das Leben vorhandenen Rohstoffe nicht ab.

Bei geschlossenem Stoffkreislauf heben sich die mit der „Produktion“ und der „Recyclierung“ verbundenen Prozesse auf. Unter diesen Bedingungen können zum Beispiel Waldökosysteme über Jahrtausende existieren und in jeweils 20 Jahren ihr eigenes Gewicht an pflanzlichem Material neu bilden.

Die einzelnen Glieder des Waldökosystems sind ganz aufeinander angewiesen. *Es besteht in der Regel ein ökologisches Gleichgewicht.* Man kann nicht die einzelnen Glieder schädigen, ohne damit nicht auch eine Störung innerhalb des verketteten Systems oder sogar den Zusammenbruch des ganzen Ökosystems zu verursachen. *Deshalb kann das Leben, ohne die ökologischen Gegebenheiten zu beachten, auf die Dauer nicht existieren.* Dies muß auch in allen technischen und wissenschaftlichen Erneuerungen und Erfindungen unbedingt berücksichtigt werden, was leider zu wenig oder gar nicht geschieht.

Die industrielle Revolution und ihre nachfolgende Technisierung hat das Leben der Menschen verändert. Die natürlichen und zum Teil künstlichen Abfallprodukte der Zivilisation werden nicht mehr oder können auch nicht mehr in den Kreislauf zurückgeführt werden. So entsteht eine immer stärker werdende Müll-Lawine. Durch die fehlenden Kreisläufe entstehen natürlich Rohstoffprobleme. Sehr viele Abfallstoffe, Schadstoffe und Giftstoffe werden in die Flüsse geleitet. Wenn die Schadstoffe so groß sind, daß der Sauerstoffgehalt des Wassers aufgebraucht wird oder die Schadstoffe gar nicht abgebaut werden können, weil es dafür keine Destruenten (bzw. Reduzenten) gibt, kippt das Gewässer um, daß heißt, es wird biologisch tot.

Die Produzenten und die Reduzenten der verschiedenen Ökosysteme sind sowohl der Atmosphäre als auch dem Boden ausgesetzt. Beide Umwelten beeinflussen das Wachstum und die Lebensfähigkeit dieser Organismen. Beide Umwelten beeinflussen aber auch die Gesundheit des Menschen direkt und indirekt. Unsere Lebensfunktionen brauchen eine von Giftstoffen freie Luft zum Atmen.

Die industrielle Revolution gefährdet die Natur mit ihren Ökosystemen

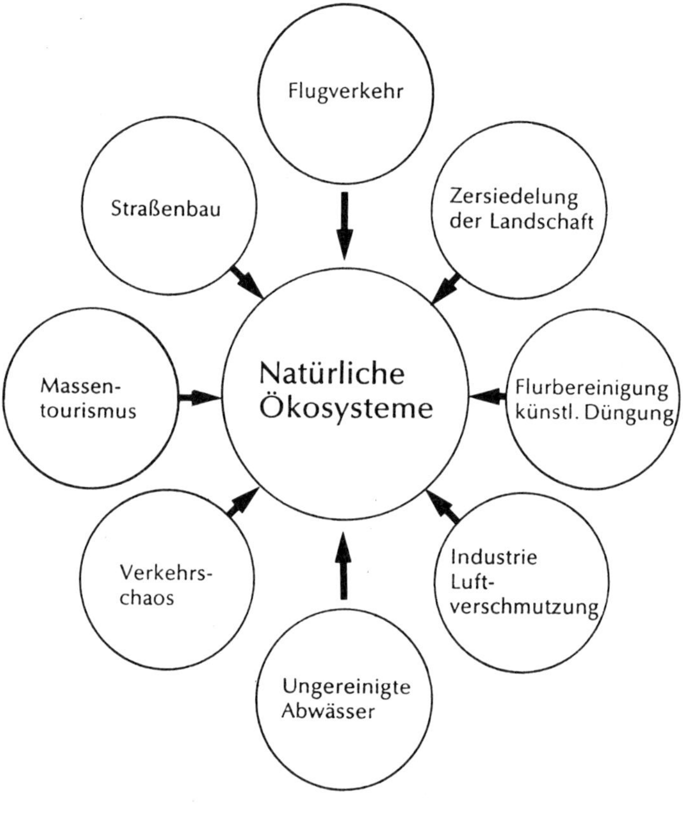

Die Atemluft ist ein ganz wesentlicher Faktor für das Leben. Wir können keine fünf Minuten ohne Luft auskommen. Wir brauchen auch einen von Giftstoffen unbelasteten Boden zur Erzeugung einer natürlichen Nahrung. Nur dann können die Kreisläufe im menschlichen Körper ohne Schaden funktionieren.

In den letzten Jahrzehnten hat, wie schon gesagt, der Mensch durch Industrie und Technik verstärkt *in die biologische Ordnung eingegriffen und die chemische Umwelt des Ökosystems verändert.* In dicht besiedelten Industriestaaten gibt es kaum noch natürliche Ökosysteme. Zum Teil hat der Mensch sogenannte Nutz-Ökosysteme geschaffen, die nur mit erheblicher Erzeugung von Energie erhalten werden. Da diese Energie nicht wie bei den natürlichen Ökosystemen von der Sonne, sondern aus nicht regenerierbaren Ressourcen stammt, belastet sie die Umwelt. *Außerdem stehen diese menschengesteuerten Ökosysteme nicht in Wechselwirkungen, sondern in einseitigen und unausgewogenen Beziehungen.* Die Fähigkeit zur Selbstregulation ist weitgehend verlorengegangen. Diese Ökosysteme verseuchen das Land mit Immissionen, mit Abfällen, durch Lärm und Verkehr.

Bei der Verbrennung von Kohle, Öl und Gas durch Kraftwerke, durch Industrie- und Müllverbrennungsanlagen sowie in den Haushalten entstehen große Mengen an Schwefeldioxid. Bei der Verbrennung von Motorkraftstoff bilden sich unter anderem Stickoxide. Schwefeldioxid und Stickoxide verbinden sich in chemischen Prozessen zu Sulfaten (inclusive Schwefelsäure) beziehungsweise zu Nitraten (inclusive Salpetersäure). Diese Luftverunreinigungen gelangen durch saure Niederschläge, auch „Saurer Regen" genannt, auf die Pflanzen sowie auf den Boden und bewirken dort eine Versauerung des Bodens.

Sehr wesentlich sind auch die Luftverunreinigungen durch Flugzeugabgase. Ein Jumbo verbraucht im Stundendurchschnitt bis zu 16 000 Liter Benzin, in den ersten fünf Minuten des Starts 6500 Liter (eine startende Boeing 707 verbraucht so viel Sauerstoff, wie 37 Hektar Wald an einem Tag erzeugen können). Geflogen wird in mehreren Stockwerken. Verkehrsflugzeuge bevorzugen als Reisehöhe ca. 10 000 m, um über der Wetterzone zu sein. Die durch die Abgase ausgeschiedenen Stickoxide haben aber in der Troposphäre eine Verweildauer von bis zu zwei Jahren. Stickoxide von Autoabgasen haben eine Verweildauer von einem Tag. Die 550fache Verweildauer der Flugzeugabgase bewirkt, daß der Anteil an der allgemeinen Luftverschmutzung wesentlich höher angesetzt werden muß. Manche Militärflugzeuge verbrauchen unter Vollast bis zu 40 000 Liter Treibstoff pro Stunde.

Welche ökologische Belastung ein Einsatz von Militärflugzeugen bedeutet, kann man sich ausrechnen.

Eine sehr ernstzunehmende Belastung des Bodens ist der Eintrag und die Anreicherung von Schwermetallen. Der Boden ist das Auffangbecken für die in die Umwelt gelangenden Substanzen. Wenn weiterhin größere Mengen Schwermetalle in den Boden kommen und durch die sauren Niederschläge in Bewegung geraten, kommt nach dem Waldsterben noch eine weitere Umweltkatastrophe auf uns zu: Die Zerstörung des Ackerbodens. Gewisse Getreidesorten, Gemüse, Salate und Pilze nehmen begierig Schwermetalle auf. So können die Schwermetalle über die Nahrung in den menschlichen Organismus kommen und dort in Konzentration Organe angreifen, Organfunktionen lahmlegen und Knochen aufweichen. Was dieses für den Weiterbestand des Lebens auf dieser Erde bedeutet, können wir uns wohl alle vorstellen.

Angesichts aller dieser Tatsachen haben sich in den letzten Jahren Verantwortliche in Politik und Wirtschaft notgedrungen einiger ökologischer Probleme und des sogenannten Umweltschutzes angenommen.

Wem dient die Umweltpolitik?

Heute ist die Ökologie zur wichtigsten Grundlage der Umweltforschung und zur Voraussetzung für eine dringende Ausführung von Sanierungsmaßnahmen geworden. Jede moderne Entwicklung in Gesellschaft und Politik wird mit der Ökologie in Verbindung gesetzt.

Die Bedeutung der natürlichen Umwelt für das Wohlergehen des Menschen gab den Ansatz zu einer ganz bestimmten Ökopolitik und eroberte sich auch die Medien. Leider blieb diese Ökopolitik in vielen Fällen in Absichtserklärungen stecken, oder man gab ihr den Anschein einer Sanierung. Ökologische Programme wurden in die Parteiprogramme übernommen. Die Umweltpolitik sollte den Schutz gefährdeter Ökosysteme, Biotope und Arten betreiben, ebenso den Schutz lebenswichtiger Ressourcen von Boden, Wasser und Luft.

Schon 1980 verabschiedete man das Gesetz zum Schutz vor gefährlichen Stoffen (Chemikaliengesetz) und betonte besonders den Gedanken ökologischer Umweltvorsorge. *Die Chemikalien sind vor ihrer Markteinführung auf ihre Wirkung auf Menschen und Umwelt umfassend zu prüfen.* (3)

Bei der Erarbeitung der Umweltprogramme wirken in der Regel auch Projektgruppen und Vertreter der Wirtschaft und Sachverständige aus Wissenschaft und Verwaltung mit. *Die Politiker sind gehalten, alles zu tun, um die Leistungsfähigkeit der Wirtschaft zu erhalten.* Die Anwendung der Grundsätze der Marktwirtschaft soll den Bereich des Umweltschutzes sichern.

Bundesminister Genscher hat unter anderem in der Bundestagsdebatte am 3. Dezember 1971 betont: „Umweltschutz ist keine Ablehnung der Technik und des Wirtschaftswachstums, sondern im Gegenteil der energische Versuch, ein neues, umweltorientiertes Verständnis in der Wirtschaft, im Verkehr, im Städtebau und in vielen anderen Bereichen unseres Lebens durchzusetzen. Die Regierung hat unbeeinflußt von Kassandrarufen auf der einen Seite und vom Abwehrfeuer einzelner betroffener Gruppen andererseits einen systematischen Ansatz erarbeitet, *der die Leistungskraft der Wirtschaft ebenso berücksichtigt wie dringende ökologische Erfordernisse.* Es besteht darum kein Anlaß, das bewährte Konzept der Marktwirtschaft wegen des Umweltproblems über Bord zu werfen." (4)

Hier stehen wir vor dem Dilemma des sogenannten Umweltschutzes. Das Streben nach dem Profit läßt es nicht zu, daß einschneidende Maßnahmen zur Erhaltung der Gesundheit der Bevölkerung vor allem anderen Vorrang haben. *„Die soziale Marktwirtschaft muß sich auch im Hinblick auf die Lösung der Umweltprobleme als leistungsfähig erweisen"* (Genscher 1971). Umweltpolitik ist ein Prozeß, den hauptsächlich die am wirtschaftlichen Geschehen Beteiligten bestimmen.

Die Überlegungen dieser Beteiligten gehen darauf hinaus, auf keinen Fall das Wirtschaftswachstum zu stoppen, sondern da, wo das Wirtschaftswachstum zur ökologischen Gefahr führt, einfach diese Gefahren und Schadwirkungen durch eine möglichst moderne Technik weitgehend zu begrenzen oder unschädlich zu machen. Hierbei werden lange Durchsetzungszeiten eingeräumt, während welcher aber die Gefahren noch ernsthaft zunehmen können. *Die Umweltpolitik nimmt mehr Rücksicht auf die Wirtschaft als auf die Gesundheit der Bevölkerung.*

Wenn wir als Beispiel kurz das Müllproblem betrachten, das ja heute als Müll-Lawine vor uns steht, so erfahren wir, daß die Politiker umfangreiche Müllverbrennungsanlagen bauen wollen, wobei die Großtechnologie diese Politik bestimmt. Der baden-württembergische Umweltminister

Vetter sagte bei einer Pressekonferenz Mitte Januar 1989: „Das Land ist gut beraten, auf Verbrennung zu setzen. Es gibt dazu überhaupt keine Alternative." Sicher hat er auch kein Interesse an Alternativen. Bei der Müllverbrennung bleiben immerhin etwa 30 Prozent als Sondermüll übrig, wobei aber sehr giftige Abgase, u. a. auch die bekannten Dioxine und Furane, die Umwelt vergiften und die Gesundheit schädigen. (5)

Wenn man Müll intensiv vermeiden und ausgiebig verwerten würde, würde der Müllberg mindestens um zwei Drittel schrumpfen. *Sehr oft will man durch Umweltpolitik Probleme lösen und schafft dadurch neue Probleme.* Ein reines Wirtschaftsdenken, welches die Auswirkungen und besonders auch die Nebenwirkungen nicht beachtet, führt schlußendlich zum Chaos. *Die Herausforderung unserer Zeit ist die Entwicklung und Anwendung von technischen Systemen, die innerhalb des Naturkreislaufs liegen.* Es muß begriffen werden, daß Produktion, Konsum und Entsorgung eine Einheit bilden müssen, nämlich eine ökotechnologische Einheit (Gerd Legien), dies gilt auch insbesondere für das Auto. (6)

Ministerpräsident Johannes Rau betonte am 18. Februar 1986 während eines Ingenieurkongresses in Düsseldorf: „Selbstkritisch frage ich mich: Haben wir nicht den Technikern, den Ingenieuren und Wissenschaftlern zu wenig die Möglichkeit gegeben, die bestmöglichen technischen Lösungen zu entwickeln und haben wir genug dafür getan, daß diese in die Praxis umgesetzt werden können?"

Der frühere Bundeskanzler und SPD-Vorsitzende Willy Brandt sagte 1986 in Stuttgart anläßlich einer Fachkonferenz: *„Richtig ist, daß keine Technik sich über Naturgesetze hinwegsetzen kann;* richtig ist aber auch, daß bei Beachtung der Naturgesetze ganz unterschiedliche Techniken möglich sind und tatsächlich auch seit eh und je ganz unterschiedliche Techniken entwickelt werden. Wer immer uns mit der flinken Behauptung kommt, technisch gehe nur dies und sonst nichts, dem sollten wir mit gesundem Mißtrauen begegnen."

Das wohl gravierendste Beispiel einer fehlgeleiteten Umweltpolitik zur Reinhaltung der Luft ist der eingeführte Automobilkatalysator.

Im Deutschen Ärzteblatt schreibt Prof. Dr. Forth vom Walter-Straub-Institut für Pharmakologie und Toxikologie an der Ludwig-Maximilians-Universität in München:

„Es bleibt für mich völlig unverständlich, wie der Gebrauch des Katalysators gewissermaßen verpflichtend mit hohem Überredungsdruck von öffentlichen Stellen propagiert werden kann, ohne daß auch nur eine einzige mitteleuropäische Untersuchung zu diesem Thema vorliegt. *Katalysatoren werden hierzulande zwar ausgiebig auf ihre Leistungsfähigkeit hinsichtlich der Schadstoffminderung in den Autoabgasen untersucht, doch überhaupt nicht im Hinblick darauf, was sie selbst gegebenenfalls zur Umweltbelastung beitragen.* Für den Pharmakologen und Toxikologen liegt ein Vergleich nahe: wenn das Bundesgesundheitsamt heute ein Arzneimittel zuließe, das nur seiner Qualität und Wirksamkeit nach, nicht aber im Hinblick auf seine Unbedenklichkeit überprüft worden ist." (7)

In der Bürgerfibel: „Verantwortung für die Zukunft" (Stand 15. April 1979), die vom Presse- und Informationsamt der Bundesregierung herausgegeben wurde, steht:

„Erst wenn es gelingt, gesundheitsgefährliche Stoffe vor ihrer Vermarktung zu erkennen, werden Menschen und Umwelt richtig geschützt werden können. Langfristig geben diejenigen Stoffeigenschaften zu den größten Sorgen Anlaß, die sich nur langsam, und oft nur unmittelbar bemerkbar machen; wie etwa durch die Erhöhung von Krebsarten und Veränderungen von Erbanlagen. Es muß sichergestellt werden, *daß jede neue Substanz eingehend auf ihre gefährlichen Eigenschaften für Mensch und Umwelt untersucht wird, bevor sie in den Wirtschaftsprozeß eingebracht wird,* irgendwo in der Umwelt verschwindet, möglicherweise ökologische Schäden auslöst oder aber durch eine Anreicherung über Nahrungsketten letztlich auf den Menschen zurückschlägt."

Hier wird offensichtlich, daß die Katalysator-Technologie eingeführt wurde, ohne die gesundheitlichen Risiken abzuwägen und zu untersuchen. Deshalb wollen wir in den folgenden Kapiteln intensiv darauf eingehen, wie der Katalysator funktioniert und welche Auswirkungen er auf die Umwelt und die Gesundheit des Menschen hat und welche Alternativen uns zur Verfügung stehen.

Funktion des Abgaskatalysators

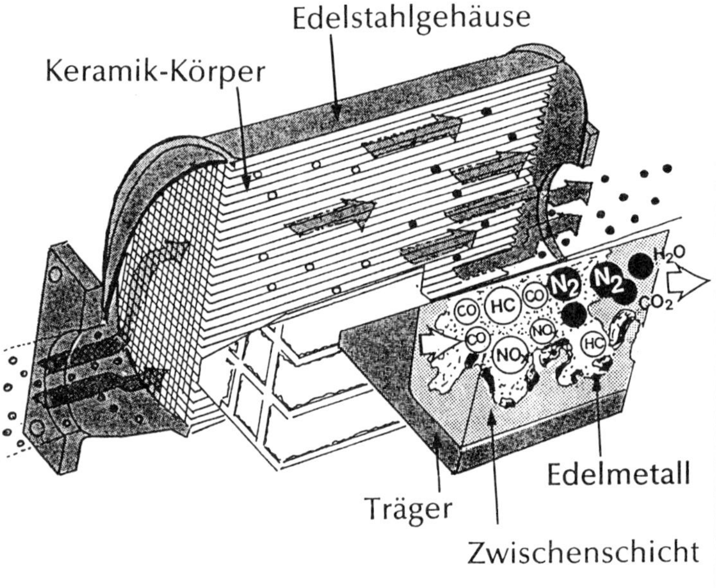

Durch Oxidation und Reduktion wandelt der Katalysator Kohlenmonoxid (CO), Kohlenwasserstoff (HC) und Stickoxid (NO_x) in Wasser (H_2O), Kohlendioxid (CO_2) und Stickstoff (N_2) um.

(Quelle: VW, Opel)

Was ist ein Katalysator und wie funktioniert er?

Ein Katalysator ist in der Regel ein Stoff, der, auch in sehr kleinen Mengen, durch seine Anwesenheit chemische Reaktionen herbeiführt oder beeinflußt, oder die Geschwindigkeit einer Reaktion verändert, ohne dabei verbraucht zu werden. Der Katalysator kann also zur Beschleunigung von chemischen Umwandlungen beitragen, wobei das Massenwirkungsgesetz und die bei den Reaktionen bestehende Temperatur eine Rolle spielt. Wichtige Katalysatoren sind z. B. Vanadiumoxid, Platin, Nickel, Peroxide, Alkohole, metall.-organische Komplexverbindungen und Ionenaustauscher. Die in der Großchemie katalysatorbetriebenen Anlagen erfordern eine äußerst strenge Regelung der ankommenden Stoffkomponenten, der Temperatur und der Druckverhältnisse. Bei Abweichungen können die Ausbeuten von 0 bis 90 Prozent schwanken. Jeder ablaufende Prozeß braucht eine spezifische Regelbedingung. (8)

Seit 1975 werden in den USA in großem Maßstab Kraftfahrzeug-Katalysatoren verwendet, die aus Edelmetallen auf entsprechenden Trägern bestehen. Man unterscheidet zwischen ungeregelten und Dreiwege-Katalysatoren mit Gemischregelung über eine Lambdasonde. Durch den Einsatz von Katalysatoren sollen die giftigen Schadstoffe in den Abgasen der Kraftfahrzeuge verringert werden, indem sie zu ungiftigen Verbindungen chemisch umgewandelt werden.

Bei der Verbrennung von Kraftstoff im Automotor entstehen Kohlendioxid, giftiges Kohlenmonoxid, Stickoxide und Kohlenwasserstoffe. Kohlenmonoxid entspricht in der Giftigkeit Zyankali; es ist ein Blutgift (es ist ein farb- und geruchloses Gas). Wenn Kohlenmonoxid (CO) und ebenso Kohlenwasserstoffe (HC) durch Oxidation mit Sauerstoff angereichert werden, ergeben sich ungiftiges CO_2, also Kohlendioxid und Wasser. Bei den Stickoxiden ist es genau umgekehrt. Um sie unschädlich zu machen, muß Sauerstoff entzogen werden. Es ist dann keine Oxidation, sondern eine Reduktion. Stickoxide reagieren zusammen mit Kohlenmonoxid zu Stickstoff (N_2), der ein Hauptbestandteil der Atemluft ist.

Durch Oxidation und Reduktion soll der Katalysator die giftigen Abgaskomponenten Kohlenmonoxid (CO), Kohlenwasserstoff (HC) und Stickoxide (NO_x) in die ungiftigen Substanzen Wasser (H_2O), Kohlendioxid (CO_2) und Stickstoff (N_2) umwandeln. Katalysatoren, die diese drei Abgaskomponenten gleichzeitig umwandeln, werden als Dreiwege-Katalysatoren bezeichnet.

Diese Katalysatoren betehen aus einem Keramikwabenkörper, der mit Aluminiumoxid beschichtet ist und die Größe eines Auspuff-Topfes hat. Auf der rauhen Oberfläche der schmalen Kanäle sitzen punktförmig die Edelmetalle Platin, Rhodium oder Palladium, wovon nur geringe Mengen – ein bis zwei Gramm pro Katalysator – benötigt werden. Die jeweilige Edelmetall-Beschichtung wird von der spezifischen Charakteristik der Verbrennungsmaschine bestimmt. Strömen die Abgase durch die Röhren, reagieren sie chemisch angeregt durch die Edelmetalle. Der Umwandlungsprozeß wird dadurch beschleunigt und verstärkt.

Die Oxidation (Anreichern mit Sauerstoff) und die Reduktion (Sauerstoff wegnehmen) der Auspuffgase klappt allerdings optimal nur, wenn das Verhältnis zwischen eingespritztem Kraftstoff und angesaugter Luft stimmt. Auf ein Kilogramm Kraftstoff benötigt der Katalysator 14,7 Kilogramm Luft. Enthält die Mixtur mehr oder weniger Verbrennungsluft, verbleibt als Rest entweder nicht verbrauchter Sauerstoff oder unverbrauchtes Benzin.

Die Aufgabe, über die Einhaltung dieser Gemischzusammensetzung zu wachen, hat die sogenannte Lambdasonde, die an ihrer Oberfläche ebenfalls Platin trägt. Sie befindet sich vor dem Katalysator im Auspuffrohr und bildet mit dem Motor und dessen Einspritzanlage einen Regelkreis: Ein Meßfühler steuert die Elektronik der Einspritzanlage und garantiert die gewünschte Gemischbildung des Motors. Das ideale Luftverhältnis von 14,7:1 bezeichnet der Techniker mit „Lambda gleich Eins" (Lambda ist ein griechischer Buchstabe, der unserem L entspricht).

Der Katalysator braucht, ebenso wie die Lambdasonde, eine gewisse Betriebstemperatur. Deshalb muß möglichst rasch nach dem Start diese Temperatur, die zwischen 400° und 650° Celsius liegt, erreicht werden, um die Schadstoffemission niedrig zu halten. Bei Temperaturen über 700° beginnt er „thermisch zu altern", werden 1000° überschritten, verstärkt sich die thermische Alterung bis zur fast völligen Wirkungslosigkeit. Im Leerlauf, wenn der Motor nur so vor sich hintuckert, hat das Abgas nur 100°–200°C. *Da der Katalysator im Stadtverkehr und im Winter längere Zeit braucht, um auf die notwendige Temperatur zu kommen und deshalb noch unwirksam ist, verbraucht er erheblich mehr Benzin. Der Mehrverbrauch geht durch den Auspuff und führt nicht zu einer Verminderung, sondern zu einer Erhöhung der Schadstoffbelastung besonders in Ballungsgebieten.*

Bei hoher Last und Drehzahl dagegen können über 1000°C zusammenkommen. Wenn heiße Katalysator-Autos auf feuergefährlichem Grund geparkt werden, können Flur- und Flächenbrände entstehen. Deshalb sollen Katalysator-Autos nur auf Pflaster oder Sand geparkt werden.

Durch Fehlfunktionen des Motors, z. B. Zündaussetzer, kann die Temperatur auf 1400°C ansteigen und durch Schmelzen des Trägermaterials zur völligen Zerstörung des Katalysators führen. Auch das Abschleppen kann einen

Katalysator zerstören. Manchmal kann der Keramikkörper des Katalysators durch Vibrationen so in Mitleidenschaft gezogen werden, daß er in Teile zerlegt wird oder zerbröselt. Man will wieder zur Verwendung metallischer Trägerkörper übergehen, obwohl man sie früher aufgegeben hatte, weil der Verlust von Katalysator-Platin zu groß war.

Eine weitere Voraussetzung für den Betrieb des Katalysators ist der Betrieb des Motors mit bleifreiem Benzin. Wenn sich Bleiverbindungen auf der aufgedampften Platinschicht des Katalysators niederschlagen, in die Poren der aktiven Oberfläche setzen, dadurch den Kontakt der Abgase mit dem Edelmetall verhindern, kann er nicht mehr richtig funktionieren. Noch schneller geht die Lambdasonde durch Blei kaputt. Bis heute ist noch keine Methode bekannt, das auf der Platinschicht abgesetzte Blei wieder zu entfernen.

Wenn man glaubt, man tanke bleifrei, so kann sich dieses auch als Trugschluß erweisen. Bei Stichproben von bleifreiem Benzin wurden noch zwischen fünf und acht Milligramm Blei je Liter festgestellt. (9)

Es wurde auch bekannt, daß in Spanien, Frankreich und in den Mittelmeerländern zuweilen bleifreies Benzin nicht ganz „bleifrei" ist. Es ist nur Blei-minimiert und wird oft in nicht dafür reservierten Gebinden oder Tankzügen transportiert.

Nachprüfungen, ob der Katalysator noch einwandfrei funktioniert, dauern drei Tage und kosten etwa 1500,– DM. (Ein Prüfstand hierfür kostet DM 100 000,–.) *In amerikanischen Fachzeitschriften wurde berichtet, daß von den dortigen Katalysator-Personenwagen nur etwa 10 Prozent einen intakten Katalysator aufweisen.*

Ein defekter Katalysator belastet die Umwelt um ein Mehrfaches als ein gut eingestellter Motor ohne Katalysator. Auch Störungen an der Lambda-Sonde bedingen Fehlregulationen des Motors.

Im ganzen gesehen muß man sagen, der Katalysator ist störanfällig, altert zu schnell und ist extrem ungesund und belastet Mensch und Natur, was im nächsten Kapitel zur Sprache kommt.

Die Umweltbelastung des Katalysators

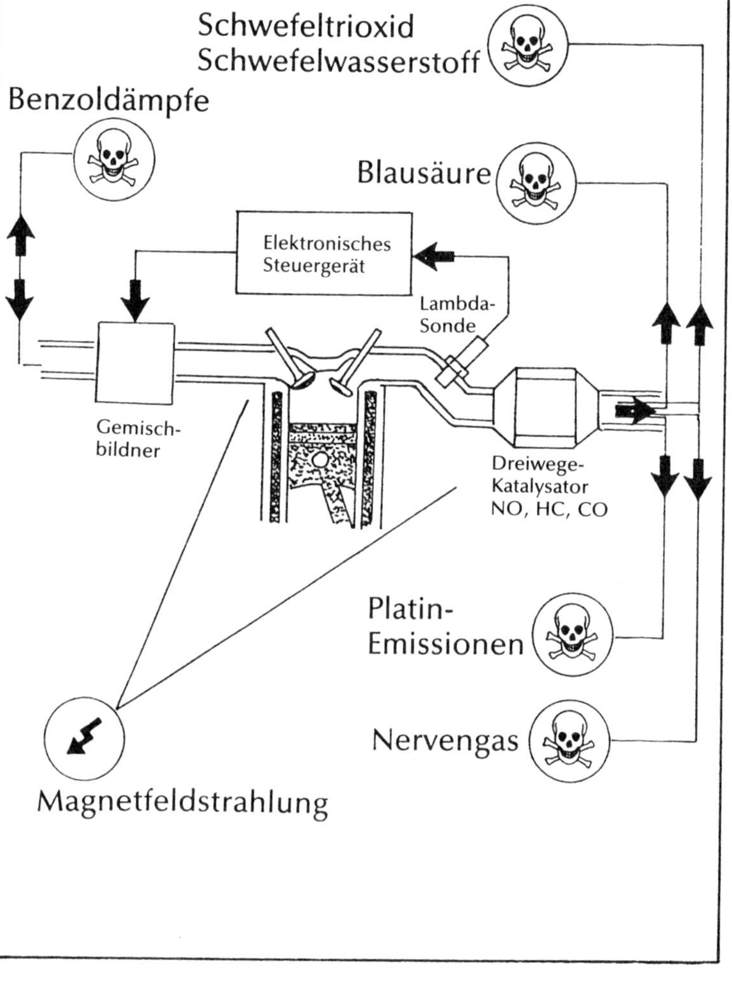

Wie weit geht die Gesundheits- und Umweltbelastung des Katalysators?

Bis jetzt werden besonders die Dreiwege-Katalysatoren als wirksamstes technisches System zum Abbau der Schadstoffe in den Abgasen von Otto-Motoren gerühmt. Es wird behauptet, daß die Abgase bis zu 90 Prozent schadstoffgereinigt werden. Es wird gefordert, daß, solange Autos mit Verbrennungsmaschinen fahren, der Katalysator ein „Muß" ist, denn die Katalysator-Technik biete größtmöglichen Umweltschutz. So kann man in den öffentlichen Medien und in der Presse lesen. Das Bundesumweltamt hält den Otto-Motor mit Dreiwege-Katalysator für eine „technisch ausgereifte Lösung". (10)

Wenn Katalysatoren auf ihre Leistungsfähigkeit hinsichtlich der Schadstoffminderung in den Autoabgasen untersucht werden, so sollte unbedingt auch eine Untersuchung ihrer Umweltbelastung erfolgen, um zu sehen, welche „technisch ausgereifte Lösung" der Katalysator in Wirklichkeit darstellt und welche unheimlichen Gesundheitsschäden von ihm ausgehen können.

Welchen Sinn hat es, mit einer aufwendigen und vom Autofahrer teuer zu bezahlenden schadstoffreduzierenden Technik die Umwelt von Schadgasen entlasten zu wollen, wenn man gleichzeitig durch diese Technik die Atemluft mit giftigen Platinaerosolen verpestet?

Es wurden vorerst sechs gravierende Schadenskomplexe festgestellt, die durch die Einführung der Katalysator-Technik auf uns zukommen. Sie sollen jetzt nur kurz gestreift und dann später eingehend besprochen werden.

1. *Die Magnetfeldstrahlung* auf die Insassen:

Während des Motorbetriebes wird das Katalysator-Auto zu einem starken, elektromagnetischen Strahler, welcher für

Fahrer und Mitfahrer bei längerer Aufenthaltsdauer zu biologischen Schäden führen kann.

2. *Die Platinemissionen* von Katalysator-Fahrzeugen:

Sowohl vom Katalysator wie auch von der Lambda-Sonde kann Platin bei höheren Temperaturen in Gegenwart von Sauerstoff Platinoxide bilden, die leicht flüchtig mit dem Abgasstrom ausgetragen werden. Bei Recherchen über diese Emissionen von Platin aus Katalysator-Autos wurde festgestellt, *daß pro Kilometer Fahrt 50000 Milliarden Platinatome ausgestoßen werden.* Hier ist zu bemerken, daß der Verlust von Platin aus der Meßoberfläche der Lambdasonde erheblich größer sein kann als der des Katalysators.

Die Inhalation von Platinaerosolen kann für den menschlichen Organismus folgenschwer sein. Die VDI Nachrichten vom 28. Mai 1988 berichten: *„Mit dem Platin, das in Autoabgasen enthalten ist, wächst womöglich eine noch größere Gefahr für die Umwelt heran als durch die Stickoxide, gegen die der Katalysator entwickelt wurde."*

3. *Die Abgabe von Schwefeltrioxid und Schwefelwasserstoff:*

Eine große Umweltverschmutzung liegt in der Umwandlung des von Katalysator-Autos ausgestoßenen Schwefeldioxids zu Schwefeltrioxid (anhydrische Schwefelsäure), das gewebezerstörend wirkt. Es reagiert mit Wasserdampf und produziert Schwefelsäure-Aerosole, die auf Autos und Fußgänger übertragen werden. Ebenso wird Schwefelwasserstoff erzeugt, der die Katalase (Zerlegung des bei der Gewebsatmung anfallenden Wasserstoffperoxids in Wasser und Sauerstoff) im menschlichen Körper schädigt und als hochgiftig gilt.

4. *Die Abgabe von Blausäure:*

Durch die Aktivität des Dreiwege-Katalysators mit Lambdasonde entstehen verschiedene anorganische und organische Säuren, teilweise in geringer Konzentration; insbesondere auch Cyanwasserstoff, also Blausäuregas. Blausäure gehört zu den giftigsten Gasen. Bereits 60 mg wirken, in wenigen Atemzügen eingeatmet, tödlich. Blausäure lähmt das sauerstoffübertragende Enzymsystem der Körperzellen.

5. *Die Abgabe von Nervengas:*

Das neue Super-Bleifrei enthält ein Antiklopfmittel Methyl-tert-Butyl-Äther (MTBE). Diese Substanz kann mit dem im Motorenöl enthaltenen Zink-Dithio-Phosphat extrem giftige Folgeverbindungen erzeugen, nämlich ein Nervengas.

6. *Das Benzol-Problem:*

Bleifreies Benzin ist zwar von Blei weitgehend befreit, aber um die Klopffestigkeit zu gewähren, mit Beimengungen von Benzol und Toluol versehen. Dadurch wird es sehr giftig. Diese Beimengungen können zwischen 3 bis 20 Prozent schwanken. *Aber schon ein Prozent Benzolgehalt wäre zuviel.* Benzoldämpfe werden sowohl durch die Atemluft als auch durch die Haut aufgenommen und können das Blut und die Blutbildungsstätten schädigen. Dadurch besteht Leukämiegefahr.

Auf diese verschiedenen Gesundheits- und Umweltbelastungen durch die Katalysator-Techik soll in den folgenden Kapiteln noch im einzelnen eingegangen werden.

Mikrowellenstrahlung der endokrinen Drüsen bei normaler Funktion

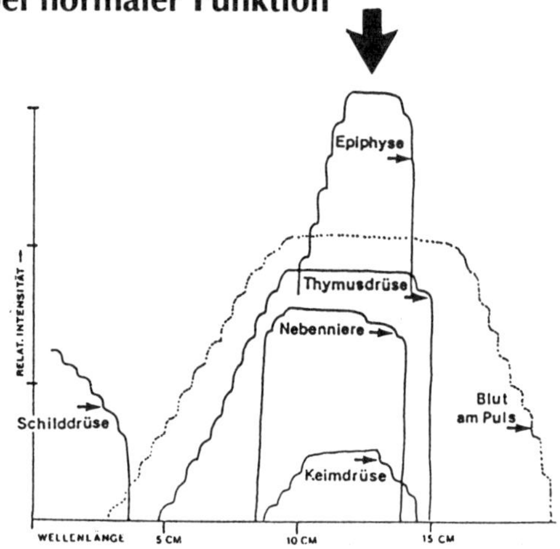

Funktion bei Störeinfluß durch die Strahlung

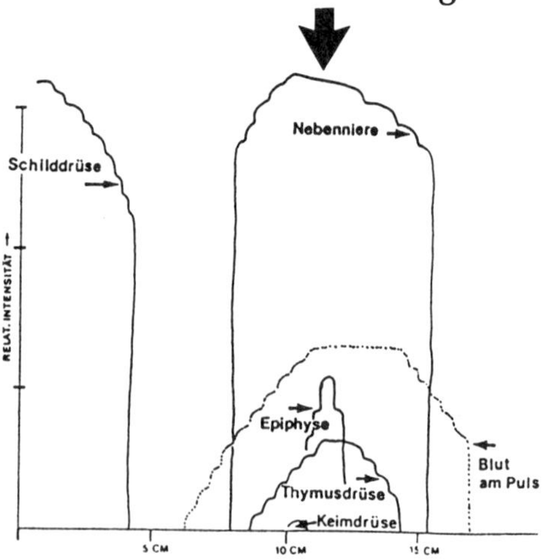

(nach R. Endrös)

Die Magnetfeldstrahlung des Katalysators

Aus den feld-energetischen Wechselwirkungen der Funktion des Katalysators ergibt sich eine Magnetfeldstrahlung auf die Insassen des Autos. Dr. Maroske in Marburg wies schon vor Jahren auf diese Strahlungs- und Feldwirkungen des Katalysators hin. Der Katalysator tritt also als Strahlungsquelle auf.

Dr. Nieper, Hannover, hat einige Katalysator-Personenwagen mit der Genitron-Technik unter Aufsicht vermessen lassen. Hierbei hat sich ergeben, daß bei einem Auto (2,0 l) eine Abstrahlung in den Bauchbereich des Fahrers um 450 nano-Tesla stattfand („Tesla" – amerik. Physiker – ist ein Einheitenzeichen der magnetischen Induktion oder Flußdichte und „nano" bedeutet als Vorsatz vor physik. Einheiten den milliardsten Teil der betreffenden Einheit). Auf den Beifahrer war die Strahlung um 30 % geringer. (11)

Diese Strahlenbelastung entspricht ungefähr der Stärke, wenn man 20 Zentimeter vor einem starken Fernseher stehen würde. 10 nT (nano-Tesla) werden als gesundheitlich störend und 50 nT als krankmachend eingestuft. Bei den Katalysator-Autos haben sich Messungen zwischen 250 nT und 450 nT ergeben. Von 50 nT aufwärts werden die Zellen und Organe des menschlichen Körpers bei Dauerbelastung nachhaltig gestört und können geschädigt werden. Bei Autos ohne Katalysator wurden nur sehr geringe Werte gemessen.

Die Tatsache, daß eine solche Strahlung aus der Umgebung auf die Körperflüssigkeit und die Zellmembranen durch Einfluß auf deren Leitfähigkeit unmittelbar wirkt, führt dazu, daß unterschiedlicher Strahlungseinfluß auf die Körperpartie an dieser auch unterschiedliche Reaktionen auslösen kann.

In den Blutbahnen zirkuliert ständig ein gewisser Hormonfluß, vergleichbar den Nervenleitungen, wo Signale durch die Änderung des chemischen Zustandes als elektrische Ströme entlang den Nervenfasern fortgeleitet werden. Sie haben dabei eine Laufgeschwindigkeit von 50 m/sek., so daß im Bruchteil einer Sekunde jedes Ziel im Organismus erreicht wird.

Wirkt eine solche Strahlung auf den menschlichen Körper ein, so werden automatisch, wie bei sonstigen Gefahren, gleich einem Katastrophenschutz von den Drüsen Hormone ins Blut ausgeschüttet. Die in der Blutbahn fließenden Hormone, ebenso wie die Hormone erzeugenden Drüsen, *strahlen spontan elektromagnetische Wellen ab, die sich meßtechnisch erfassen lassen.* Es ergibt sich wie bei einer Streßsituation dadurch *eine sprunghafte Aktivität der Drüsen.*

Es wird also verständlich, daß der Einfluß einer solchen Strahlung auf den inneren Steuerapparat des Organismus geht. Diese Einflüsse sind es nämlich auch, die dauernd wirken und denen man sich nicht wie den sichtbaren Einwirkungen des Lichtes, des hörbaren Lärms und den fühlbaren der Wärmestrahlung entziehen kann. Die elektromagnetische Umgebungsstrahlung, vor allem die des Mikrowellenbereichs, erreicht mit ihrem Einfluß die molekulare Struktur jeder Körperzelle und wirkt auf die elektrischen Eigenheiten der biologischen Moleküle ein. (12)

Es kommt nach Dr. Nieper zu einer Minderung der Kondensatorfunktionen der Zellmembranen. Als Folge können ein Nachlassen der geistigen Leistungsfähigkeit, Müdigkeit und bestimmte Funktionsstörungen eintreten, wobei die Gefahren von Autounfällen nicht auszuschließen sind. Auch Störungen der Leber und der Gallenblase, Rhythmusstörungen des Herzens, Thrombosen u.v.m. können sich ergeben.

Viele Fahrer haben darüber berichtet und ihre persönlichen Erfahrungen gemacht. Z. B. hat der Fahrer eines Autos mit Katalysator immer wieder nach etwa 1½stündiger Fahrt Benommenheit, rasche Ermüdung und Gereiztheit festgestellt. Beim Umstieg auf einen Turbo-Diesel verschwanden diese Symptome.

Natürlich werden solche Symptome in erster Linie bei Menschen auftreten, die eine stark ortsabhängige Fühligkeit bzw. Sensibilität aufweisen und die in geopathogenen Zonen leiden. *Trotz allem ist diese Gefahr nicht zu verharmlosen, da besonders die elektromagnetische Strahlung auf den Bauchbereich des Fahrers mit hoher Intensität wirkt.* Deshalb haben verschiedene Ärzte die Befürchtung geäußert, daß langjährige Fahrer in Katalysator-Autos in der Gefahr stehen können, auch an Bauchspeicheldrüsenkrebs zu erkranken.

Doch verlassen wir dieses Gebiet und wenden uns der Hauptgefahr zu, die von Katalysator-Autos ausgeht: die enorme Platinbelastung für den Menschen und die gesamte Umwelt.

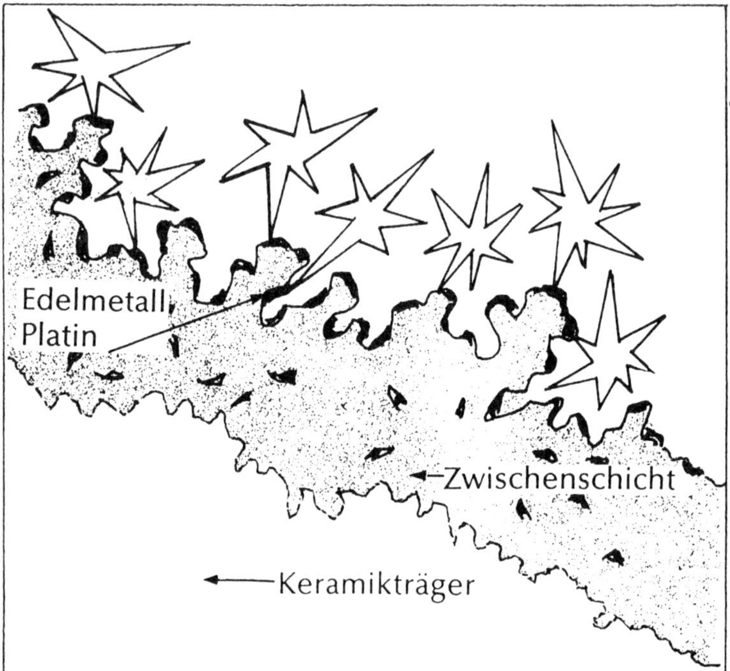

Der Kontakt mit dem katalytisch wirkenden Platin bzw. Edelmetall löst die chemischen Reaktionen zur Umwandlung der Abgasstoffe bei Temperaturen zwischen 250 und 900 Grad Celsius aus.

H_nC_m	+	$(m+\frac{n}{4})O_2$	=	mCO_2	+	$\frac{n}{2}H_2O$		
Kohlenwasserstoff	+	Sauerstoff		Kohlendioxid	+	Wasser		
H_nC	+	$2H_2O$	=	CO_2	+	$(2+\frac{n}{2})H_2$		
Kohlenwasserstoff	+	Wasser		Kohlendioxid	+	Wasserstoff		
CO	+	$\frac{1}{2}O_2$	=	CO_2				
Kohlenmonoxid	+	Sauerstoff		Kohlendioxid				
CO	+	H_2O	=	CO_2	+	H_2		
Kohlenmonoxid	+	Wasser		Kohlendioxid	+	Wasserstoff		

NO_x-Konvertierung (Reduktion)

CO	+	NO	=	$\frac{1}{2}N_2$	+	CO_2		
Kohlenmonoxid	+	Stickoxid		Stickstoff	+	Kohlendioxid		
H_nC_m	+	$2(m\frac{n}{4})NO$	=	$(m+\frac{n}{4})N_2$	+	H_2O	+	mCO_2
Kohlenwasserstoff	+	Stickoxid		Stickstoff	+	Wasser	+	Kohlendioxid
H_2	+	NO	=	$\frac{1}{2}N_2$	+	H_2O		
Wasserstoff	+	Stickoxid		Stickstoff	+	Wasser		

(Quelle: Off Road (H. Stammel) Jan. 1985)

Die Platinemissionen des Katalysators

Der Kraftfahrzeugkatalysator enthält in der Regel ein bis drei Gramm Platin oder Platinmetalle. Auch die Lambda-Sonde trägt an ihrer Oberfläche Platin. Quantitative Angaben über die genaue Metallzusammensetzung sind nicht bekannt geworden. (7)

Platin, das seinen Namen vom spanischen Wort für Silber, „plata", bekommen hat, wird zu den Edelmetallen gezählt. Neben Platin gibt es noch einige ähnliche Metalle, wie Ruthenium, Rhodium, Palladium, Osmium und Iridium, die auch zur Platingruppe zählen. Das reaktionsfreudigste Metall dieser Gruppe ist Palladium.

Die Platinmetalle reagieren unter bestimmten Bedingungen mit Sauerstoff und bilden Komplexverbindungen mit Stickstoffdioxid, mit Aminen, Cyaniden, Chloriden usw. Die katalytische Wirkung dieser Metalle ist schon lange bekannt.

Der Katalysator verliert durch mechanische Belastung der Vibration, durch enorme Hitzebelastung und durch Säurebelastung etwa 1,5 Mikrogramm (das ist ein Millionstel Gramm) pro Kilometer, also etwa 10 Prozent des Katalysator-Platins nach 100 000 Kilometern. Diese Messungen hat die Firma Ford, USA, durchgeführt.

Nach Dr. Georg Ham, früher wissenschaftlicher Leiter der chemotechnischen Forschung bei Ciba-Geigy in den USA, ist davon auszugehen, daß eine Menge von einem Milligramm Platin im Auspuff-Aerosol ausreicht, um die Fläche von einem Quadratkilometer toxisch zu belasten. Jedes Automobil würde demnach eine Luftsäule von einem Quadratmeter Querschnitt und einem Kilometer Länge pro Kilometer Laufstrecke durch Platin verpesten. Wieviele Autos fahren in welcher Zeit über einen Kilometer? Was dies in Ballungszentren bedeutet, kann man am besten in Japan und Taiwan erfahren.

Nach gewissen Berechnungen würde also ein Katalysator-Auto pro Kilometer Laufstrecke 50000 Milliarden Atome Platin verlieren. Davon sind etwa 20 Prozent geeignet, durch die feine Verteilung in den Abgasen bei der Atmung in die Lungenbläschen einzutreten. Die Palladium-Werte liegen etwa in der gleichen Größenordnung (Hill, Mayer 1977).

Als solides Metall ist der Kontakt mit Platin, z. B. als Schmuck, praktisch harmlos. In der Medizin werden platinhaltige Medikamente (Cisplatin – cis-di-amino-dichlor-Platin) gegen Tumorwachstum eingesetzt. Dies geschieht als bewußt entschärftes Platin, bei dem das Atom *als Ion* wirksam und nur von begrenzter Reaktionsfähigkeit an biologischen Geweben ist. *Dagegen wirkt atomares Platin in einem Aerosol vom Auspuff als extrem wirkungsvolles Radikal.*

Dr. Schlögel und die Forschungsgruppe um ihn weisen aus, daß das Platin, das aus dem Auspuff der Katalysator-Autos kommt, ein vierwertiges und daher biologisch besonders reaktionsfreudiges Platin ist. Um es allerdings zum Radikal zu machen, also seine Katalysatorfähigkeit herzustellen, muß es energetisch angeregt werden.

Durch den Ausstoß in die kühle Atmosphäre ist es zunächst von geringer Reaktionsfähigkeit. *Werden aber Platinatome eingeatmet und treten ins Spannungsfeld der Lungenzell-Kondensatoren, kann das Platin reaktioniert werden zum Radikal.*

Grundsätzlich haben Radikale eine große chemische Reaktionsfreudigkeit und können zellfunktionsstörende und zellfremde Verbindungen eingehen. Sie können auch Bausteine der Zellen unmittelbar angreifen und zerstören. Durch Bildung giftiger Moleküle oder durch Reaktivierung von Enzymen kann eine Fehlsteuerung biologischer Prozesse bewirkt werden. Deshalb können sehr wenige Platin-Atome eine lebensbedrohende Krankheit erzeugen. Daneben ist bekannt, daß geringe Spuren von Platin außerordentlich giftig wirken und speziell genetische Überwachungssysteme zerstören und auch Allergien fördern können.

Nach umfangreichen Messungen durch Dr. Schlögel wurde festgestellt, daß außer Platin noch weitere Verbindungen ausgestoßen wurden, die als Radikale gelten. Insbesondere bezieht sich dies auf einige Kohlenwasserstoffverbindungen des Katalysatorreglers. (13)

Wenn also Platin mit der Atemluft in die Lungenalveolen gelangt und dort zum Radikal reaktiviert wird, liegt die Befürchtung nahe, daß auf diesem Wege besonders Menschen in Ballungszentren und auch Kinder, die dem Auspuff am nächsten sind, der Gefahr ausgesetzt werden, Lungenerkrankungen zu erleiden und sogar Lungenkrebs zu bekommen. Mehr als 10 000 amerikanische Kfz-Werkstatt-Arbeiter sollen bereits wegen Lungenerkrankungen infolge der Katalysatorabgase invalidisiert sein.

Professor Gushima aus Japan berichtete Dr. Nieper, daß in den japanischen Großstädten die Häufigkeit von Adenotumoren der Lunge (auch bei Nichtrauchern) *geradezu explosiv zunimmt, obwohl nach offizieller Mitteilung die Luft über den Städten „reiner" geworden sein soll.* Hier fällt der Anstieg der Adenotumore der Lunge in die Folge der Katalysatoreinführung.

Geradezu verheerend ist der Anstieg der Adeno-Lungen-Karzinom-Häufigkeit in Taiwan; mit einer Zunahme von vier Prozent pro Jahr. Es wird ausdrücklich betont, daß dieser Anstieg nicht durch eine Korrelation von Nikotingenuß, Zigarettenrauchen, Hausbrand oder Industrieabgase verursacht werden kann, sondern lediglich durch die Konzentration von Automobilen, die ausschließlich mit Katalysator fahren.

Durch Radikalbildung Gefahr von Lungenkrebs

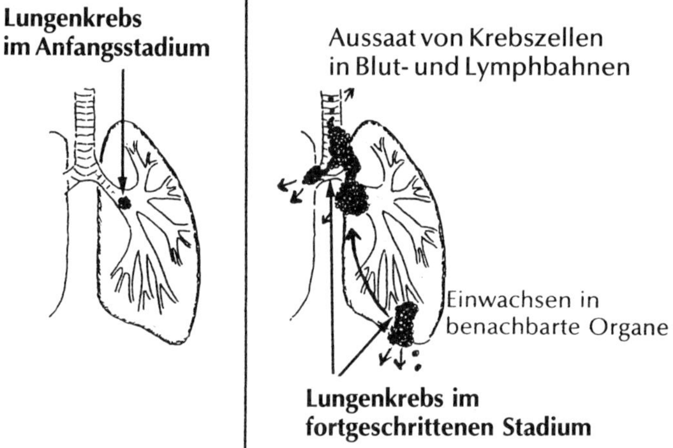

Nach ungefähren Hochrechnungen muß bei uns mit einer Million zusätzlicher Todesfälle in den kommenden Jahren durch die Inhalation von Platin aus Automobil-Katalysatoren gerechnet werden. Ab 1991 dürfte nach der nach der Latenzzeit errechneten Entwicklung eine Lungenkrebswelle auf die Bundesrepublik und auf die Schweiz zukommen.

Leider fehlen bis jetzt toxikologische Untersuchungen über das Problem des Eindringens von Platin in das Lungengewebe vollkommen. Nach Dr. Nieper ist es möglich, daß auch Haufenaggregate von 1000 Platinatomen und mehr inhaliert werden. Diese sind viel gefährlicher als einzelne Atome. Eine quantitative Beziehung zur Pharmakodynamik des Plutoniums, von dem noch ungleich weniger Atome genügen, um Lungenkrebs zu erzeugen, ist gegeben.

Sicher kann der Körper Platin im Fettgewebe und in fettreichen Organen, zu denen auch die Nebennierenrinden gehören, ablagern. Die Schadensfolgen sind hier nicht vorauszusehen. *Langfristig kann aber das Anti-Krebs-Überwachungssystem des Körpers, welches sich auch gegen bestimmte Viren, einschließlich AIDS, richten muß, geschädigt werden.* Besonders problematisch aber ist es, wenn Platin mit der Atemluft aufgenommen wird.

Auch für Palladium, Rhodium, Iridium oder Ruthenium, die demnächst in den Katalysatoren Verwendung finden oder schon gefunden haben, *existieren überhaupt keine Grenzwerte.* Bei löslichen Palladiumverbindungen ist eine allergene Wirkung bekannt (Campbell et al. 1975). (7)

Unter diesen Voraussetzungen sollte es Katalysatorautos verboten werden, in Tiefgaragen einzufahren und zu parken, da dort – einem Gutachten zufolge – *ungeheuer hohe Platinwerte in der Luft nachgewiesen wurden.* Dort bleibt nicht nur viel Platin in der Luft verteilt, sondern mit der Aufwirbelung des Staubes wird natürlich auch das darin abgesetzte Platin immer neu in die Luft gewirbelt. Vor allem sollten Mitfahrende – *und besonders Kinder* – unter diesen Voraussetzungen *nicht in Tiefgaragen mitgenommen werden.*

Zum Abschluß des Platin-Kapitels wäre noch zu erwähnen, daß allein zur Gewinnung von 10 Gramm Platin, also der Menge, die gerade für etwa 5 Katalysatoren ausreicht, dafür rund 3,5 Tonnen Platinerze gefördert und verhüttet werden müssen.

Von der Landwirtschaftsforschungsabteilung der Universität Colorado (Denver) wurde die Platinbelastung der straßennahen Pflanzenwelt und die Belastung von Wildtieren in Straßennähe mit Platin als bedrohlich erachtet.

Vielleicht machen wir mit Platin die gleiche Erfahrung wie mit dem Asbest. Bereits 1934 hat Prof. Martin Normann den Asbest-Krebs der Lungen schon beschrieben. *Erst 50 Jahre später, nachdem Zehntausende elend an unheilbarer Asbestose zugrunde gegangen sind, haben sich die Behörden zu Maßnahmen durchgerungen.* Genügt dieses Beispiel nicht?

Weitaus dramatischere Dimensionen dürfte, wenn wir an die immer bedrohlicher werdende Verkehrslawine denken, *die Platinkatastrophe werden.* Wo sind hier die Politiker und die Verantwortlichen, die bereit sind, Schaden vom Volk abzuwenden?

Weitere giftige Emissionen des Katalysators

Wie wir bereits wissen, bildet der Katalysator, wenn er normal funktioniert, Kohlenstoff und Kohlenmonoxid mit Sauerstoff oder/und Wasserstoff zu Kohlendioxid und Wasser um. Ebenso setzt er Kohlenmonoxid, Kohlenwasserstoffe und Stickoxide zu Kohlendioxid, Wasser und Stickstoff um.

Leider produziert der Katalysator aber auch unerwünschte Nebenreaktionen mit sehr giftigen Endprodukten. Schwefeldioxid reagiert mit Sauerstoff zum höchst giftigen Schwefeltrioxid, das zusammen mit Wasserdampf ein Schwefelsäure-Aerosol bildet, das auf die Umgebung ausgeströmt wird. Hierbei sind Kinder besonders gefährdet, da sie aufgrund ihrer geringen Körpergröße der Emissionsquelle „Autoauspuff" näher sind als Erwachsene.

Es sind also nicht nur die Platinemissionen, die wir ausführlich im vorigen Kapitel besprochen haben, sondern auch die Schwefeltrioxid- und Schwefelwasserstoffemissionen, die bei konzentriertem Kontakt äußeres und inneres Gewebe zerstören können. Es besteht die Gefahr von Netzhautblutungen, Nasen- und Nebenhöhlenirritationen sowie Bronchien- und Lungenverletzungen. Verletztes Gewebe wird leicht empfänglich für Bakterien und Viren.

Überdies hemmt Schwefelwasserstoff, der in seiner Giftigkeit der Blausäure nahekommt – wie bereits erwähnt – *die Katalase im menschlichen Körper.* Die Katalase ist ein Enzym, welches das bei der Gewebsatmung anfallende Zellgift Wasserstoffperoxid in Wasser und Sauerstoff spaltet und damit eliminiert. Man nimmt an, daß jede chemische Reaktion, die im Lebewesen abläuft (es können Tausende sein), die Gegenwart eines spezifischen Enzyms, also einer Steuerungshilfe, erfordert. Wenn diese wichtigen Steuerungshilfen aber gehemmt und gehindert werden,

Hochgiftige Restreaktionen des Katalysators als Folge-Reaktionsprodukte

SO_2	+	$\frac{1}{2}O_2$	=	SO_3		
Schwefeldioxid	+	Sauerstoff		Schwefeltrioxid		
SO_3	+	H_2O	=	H_2SO_4		
Schwefeltrioxid	+	Wasser		Schwefelsäure		
SO_2	+	$3H_2$	=	H_2S	+	$2H_2O$
Schwefeldioxid	+	Wasserstoff		Schwefelwasserstoff	+	Wasser
$\frac{5}{2}H_2$	+	NO	=	NH_3	+	H_2O
Wasserstoff	+	Stickoxid		Ammoniak	+	Wasser
$2NH_3$	+	$\frac{5}{2}O_2$	=	$2NO$	+	$3H_2O$
Ammoniak	+	Sauerstoff		Stickoxid	+	Wasser
NH_3	+	CH_4	=	HCN	+	$3H_2$
Ammoniak	+	Methan		Cyanwasserstoff (Blausäure)	+	Wasserstoff

Quelle: Off Road (H. Stammel) Jan. 1985)

kann der Körper durch Zellgifte geschädigt werden. *Die Katalaseschädigung durch Konzentration von Schwefelwasserstoff kann im menschlichen Körper auch zu einer Behinderung der Radikal-Inaktivierung führen.* Dadurch können inhalierte Platin-Radikale noch krebserregender werden, als sie es ohnehin schon sind (Dr.Nieper).

Zu den hochproblematischen Katalysator-Abgasen gehört auch Ammoniak (gebildet aus Wasserstoff und Stickoxid), der mit Sauerstoff Stickoxide und mit Methan Cyanwasserstoff, also Blausäure, bildet. Ob die vielen bereits erwähnten Lungenerkrankungen der Automobilmechaniker in den USA durch Blausäureausstoß im speziellen oder durch Platinaerosol oder durch synergistische Effekte erzeugt wurden, muß offen bleiben.

In Kalifornien hat 1987 das schlimmste Waldsterben der USA eingesetzt. Verantwortlich dafür wird eine starke Ansäuerung des Nebels gemacht, verbunden mit Blausäurebelastungen. Die Emissionen des Katalysators dienen also nicht der Umweltentlastung, sondern dem Umweltsterben. Es liegt die Vermutung nahe, daß Platin aus Autokatalysatoren, zusammen mit Schwefelwasserstoff, Schwefeltrioxid und Blausäure zur Explosion der Adenolungenkrebse der Menschen in den Katalysatorländern hauptsächlich beitragen.

Neben den direkten katalysatorbedingten Auspuffaerosolen kommt noch ein weiterer Faktor hinzu. Katalysatoren vertragen kein Blei, deshalb die Forderung nach dem sogenannten bleifreien Benzin, mit dem wir uns im nächsten Kapitel beschäftigen werden. Auch eine Folge des bleifreien Benzins ist die Tatsache, daß in erheblichen Mengen Methyl-tert-Butyl-Äther, abgekürzt MTBE, dem Benzin zugesetzt wird, um seine Klopffestigkeit zu sichern. Darüber hinaus müssen die Öle für Viertaktmotoren unbedingt Zinkdithiophosphat enthalten, weil sonst Kettenbrüche in den Ölmolekülen einen Verlust der Schmierfähigkeit bedingen würden.

Bei Bleibenzin war das nicht erforderlich. *Wenn jetzt aber das MTBE mit dem Zinkdithiophosphat in der Hitze eine Verbindung eingeht, ergibt sich ein ganz gefährliches Nervengas.*

Auch die Nervengase, die meist Phosphorsäure-Derivate sind, wirken wie Schwefelwasserstoff auf die Enzymtätigkeit des Körpers. Sie gehen mit dem Enzym Cholinesterase (wichtig für die Weiterleitung der Nervenimpulse) eine chemische Verbindung ein und setzen es damit außer Funktion. Über die furchtbare Wirkung der Nervengase wird heute viel diskutiert.

Was im allgemeinen wenig beachtet und was auch bis jetzt in keinem Gesetz berücksichtigt wird, sind die in der letzten Zeit erst entdeckten und von Physiologen und Toxikologen sehr gefürchteten sogenannten synergistischen Effekte. Hierbei handelt es sich nicht um die Wirkung eines Einzelstoffes, sondern um das gleichzeitige Zusammenwirken verschiedener Stoffe.

Es setzt sich die Erkenntnis durch, daß es gewisse Kombinationswirkungen gibt, einen sognannten Synergismus, bei dem einzelne Substanzen und Faktoren erst im Zusammenwirken gefährlich werden können. Gerade das Zusammenwirken verschiedener Stoffe ist in der Gesamtwirkung größer als die Summe der Einzelwirkungen.

Ein Beispiel: Wenn 1 Milligramm eines Schadstoffes „A“ allein in einem Organismus eine bestimmte, definierbare Schädigung anrichtet, und 1 Milligramm des Schadstoffes „B“ ebenfalls, dann kann die Möglichkeit bestehen, daß 0,5 Milligramm „A“ und 0,5 Milligramm „B“ eine Schädigung bewirken, die um ein Mehrfaches, bisweilen . . .zigfaches größer ist, als die gleiche Menge eines jeden Stoffes allein verursacht.

Die Beurteilung von Einzelsubstanzen entspricht meist nicht der Wirklichkeit, da fast nur Kombinationswirkungen auftreten.

„Die Gefährlichkeit von komplexen Schadstoffgemischen kann die Toxikologie derzeit überhaupt nicht beurteilen, da ihr hierfür die wissenschaftlichen Voraussetzungen fehlen“ (Dr. Daunderer). (5)

Der Katalysator wurde entwickelt, um einen wirksamen Umweltschutz zu ermöglichen, Tatsache aber ist, daß er ein Hauptverursacher neuer, gefährlicher Umweltgifte geworden ist. Da sehr viele Katalysatoren defekt sind, bleibt die Tatsache, daß *ein defekter oder schlecht funktionierender Katalysator Menschen und Umwelt um ein Mehrfaches belastet, als es ein gut eingestellter Motor ohne Katalysator tut.* Zudem ist zu sagen, daß auch ohne Katalysator eine Reduktion von Kohlenmonoxid möglich ist, wenn der Motor bei jedem Stopp abgestellt wird, was bei Katalysator-Autos nicht möglich ist wegen des „Foulings“ der Zündkerzen. Durch den Ausfall einer Zündkerze kommen Anteile unverbrauchter Kohlenwasserstoffe in den Katalysator, die ihn durch zu hohe Reaktionstemperaturen „durchbrennen“ lassen. Außerdem verbraucht ein Katalysator-Auto nach Berechnungen 20 bis 30 Prozent mehr Benzin als ein nicht katalysatorbestücktes Auto. Das wäre ein Mehrverbrauch bundesweit von über 7 Milliarden Litern Benzin und damit auch über 70 Milliarden Kubikmeter mehr giftige Abgase (Kfz-Ing. Brendel). (9)

Um die Umwelt so gering wie möglich zu belasten, sollte ein Auto mit möglichst wenig Kraftstoff auskommen. Jeder nicht verfahrene Liter Kraftstoff erspart der Umwelt ein Abgasvolumen von 10 bis 12 Kubikmetern.

Das Benzin, das Katalysator-Autos tanken müssen, muß frei sein von Blei. Dafür ist es aber mit Benzol als Antiklopfmittel versetzt. *Dies stellt eine neue, noch nicht absehbare Gefährdung der Bevölkerung dar.* Es ist schon lange bekannt, daß Benzol ein Hautkrebserreger und Leukämieerzeuger ist. Doch damit wollen wir uns im nächsten Kapitel beschäftigen.

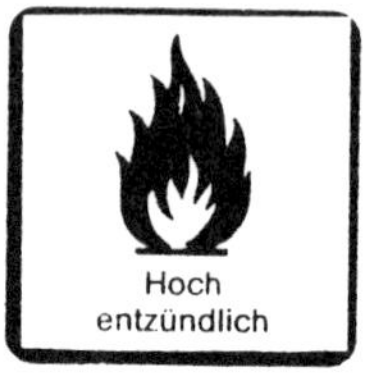

Ottokraftstoff

enthält: Benzol (1 – 5 Vol.-%),
Methanol (max. 3 Vol.-%),
Toluol, Xylole

Gefahrenhinweise:

Giftig beim Einatmen, Verschlucken und bei Berührung mit der Haut. Dampf-Luftgemisch explosionsfähig. Kann Krebs erzeugen (Gefahrstoff V Gruppe II).

Sicherheitsratschläge:

Von Zündquellen fernhalten - nicht rauchen. Dämpfe nicht einatmen. Berührung mit den Augen und der Haut vermeiden. Nie zu Reinigungszwecken verwenden. Nur in Fahrzeugtanks und amtlich zugelassene Reservekanister füllen.

Der bleifreie Kraftstoff als „Giftschleuder“

Das Verbot von bleihaltigem Normalbenzin in der Bundesrepublik wird als Fortschritt in der Umweltpolitik gefeiert. Wie sehen aber die nackten Tatsachen aus?

Einerseits verträgt der Katalysator keinerlei Blei, auf der anderen Seite sind die Hochleistungsmotoren von heute nicht mit bleifreiem Benzin zu betreiben, es sei denn, es enthält sogenannte Aromate (Ringverbindungen), wie Benzol, Toluol (Methylbenzol). Diese müssen dem Benzin zugemischt werden.

Die EG erlaubt 5 Prozent Zusatz. In den USA ist maximal 1 Prozent erlaubt; *bei Untersuchungen wurden aber bis zu 19 Prozent gefunden.* Es ist also so, daß bei einer Tankfüllung von 80 Liter bleifreiem Benzin nach EG-Richtlinien 5 kg reines Benzol mitgetankt werden. Dies, obwohl die aromatischen Kohlenwasserstoffe, unter ihnen Benzol, Toluol, Äthyl-Benzol und Xylole, in flüssigem Zustand die gefürchteten Krebs-Aktivatoren APN (Aromatische Polynukleare) bilden. Die bekanntesten APN heißen Benzpyren, Benzoanthrazen, Cryen, Phenantren und Anthracen.

Lösungsmittel, die in der Wirtschaft und im Handwerk Verwendung finden, dürfen nur 0,5 Vol. Prozent, dagegen darf bleifreies Benzin 5 Prozent Benzol enthalten. Aber schon 1 Prozent Benzol ist zuviel, da Benzol hochgiftig ist. Die Aufnahme von Benzol in den menschlichen Körper erfolgt durch Einatmen der Dämpfe, sie ist aber auch durch die Haut und über den Magen-Darmtrakt möglich. Es erfolgt eine Anreicherung im Fettgewebe, im Knochenmark und im Zentralnervensystem.

Benzol kann das Blut schädigen und sich dort teilweise zu Phenol umwandeln. Phenol ist Karbolsäure und reagiert stark sauer und wirkt als starkes Zellgift. Es treten Müdigkeit, Schwäche und Schlaflosigkeit, Schwindelgefühl, Übelkeit und Herzklopfen auf. Bei fortgeschrittener Schädigung des Knochenmarks kann es zu plötzlichem Auftreten von Schleimhautblutungen kommen (14); außerdem können sich Nasentumore entwickeln. Das Risiko, an Leukämie zu erkranken, ist sehr hoch.

Ein Chemiker des Umwelt-Bundesamtes meint: *Eigentlich müßten Autofahrer beim Tanken von bleifreiem Benzin Gasmasken tragen.* Deshalb rät Dr. Nieper, daß wenigstens Kinder und Beifahrer vor der Tankstelle aussteigen sollten, um nicht auch die schädlichen Dämpfe beim Tanken von bleifreiem Super und Normalbenzin einzuatmen.

Etwa 960 Millionen Liter Benzol (bei einem Anteil von 3 Prozent in bleifreiem Benzin) strömen nach Berechnungen von „Auto Bild" in deutsche Tanks. Die in der „Technischen Anleitung zur Reinhaltung der Luft" (TA-Luft) vorgesehene Emissionsbegrenzung für Benzol wird von Experten als unzureichend angesehen. Nach amtlichen Meldungen ist der durchschnittliche Benzolgehalt in der Luft von Großstädten und im Blut ihrer Bewohner fünf- bis zehnfach höher als etwa in ländlichen Gebieten. (15)

Die ärztliche Fachzeitschrift „Neue Ärztliche", Nr. 197, hält die Belastung der Bevölkerung durch Benzol-Emissionen für *eine nicht zu unterschätzende Gefährdung, da die leukämieerzeugende Wirkung von Benzol seit langem bekannt ist.* Die Sendung WISO des ZDF beschrieb am 20.5.1989, daß nach genauen Ermittlungen mit dem Tod von etwa 1000 Bundesbürgern jährlich als Folge des Benzolverlustes aus Kraftstoff zu rechnen ist.

„Benzol ist bundesweit zu einem der gefährlichsten Umweltgifte geworden", sagte der nordrhein-westfälische Umweltminister Matthiesen. Gleichzeitig meinte er, „wer den geregelten Dreiwege-Katalysator fährt, der leistet auch

einen Beitrag zur Krebsbekämpfung". Die Frage ist jedoch, ob dies nicht eher ein Beitrag zur Krebsförderung ist.

Noch schlimmer ist es mit dem Super-Bleifrei, das, wie schon erwähnt, in hoher Konzentration (bis 4 Vol.-Prozent) MTBE (Methyl-tert-Butyl-Äther) als Antiklopfmittel enthält, welches auch in den USA verwendet wird. Da in Deutschland auf den Autobahnen mit hoher Geschwindigkeit gefahren wird (in den USA ist die Geschwindigkeit begrenzt), kann hier auf eine gute Schmierfunktion des Öls nicht verzichtet werden. Es wird zusätzlich ein Anti-sludge-(Schlamm)Mittel eingesetzt, nämlich Zink-Dithio-Phosphat, das mit dem MTBE extrem giftige Folgeverbindungen (Nervengas) erzeugen kann.

Zusammenfassend ist zu sagen, daß wohl bei keinem anderen Umweltproblem der Gegensatz zwischen Realität und Einbildung größer ist als beim Katalysator-Problem. Die Umweltminister der EG haben sich darauf geeinigt, daß künftig alle Autos mit einem Katalysator ausgerüstet werden müssen. Bundesumweltminister Töpfer erklärte am 21.12.1990 in Brüssel: „Die EG hat nach der heutigen Entscheidung unterstrichen, daß sie mit dem Umweltschutz im Verkehrsbereich ernst machen will. Nach diesem entscheidenden Fortschritt beim Pkw soll es nunmehr darum gehen, auch beim Lkw deutliche Verbesserungen zu erreichen." (16)

Ein Blick in die jüngere Vergangenheit zeigt die möglichen Risiken von unzureichend durchdachten Gesetzesregelungen zum Umweltschutz. Als in den sechziger Jahren das DDT verboten wurde, mußte man später leider feststellen, daß es in der Folge des Verbots nicht selten zu schweren Vergiftungen durch die Ersatzstoffe, die zum Teil wesentlich giftiger und umweltschädlicher waren als DDT, gekommen ist.

Natürlich ist der Vergleich DDT – Blei und Katalysator sehr schwach, aber die Schußfolgerung daraus dürfte stimmen:

Vor Inkraftsetzen eines jeden Gesetzes und jeder Verordnung zum Schutz der Umwelt sollte vorher genügend geprüft werden, ob nicht Alternativen technisch bereits realisierbar sind. Damit wollen wir uns in den nächsten Kapiteln hinsichtlich des Katalysators beschäftigen.

Alternativen zum Katalysator

Nach dem bisher Dargelegten können wir verstehen, daß der Dreiwege-Katalysator nicht als Umweltreiniger, sondern als Umweltverschmutzer, ja sogar *auf die Dauer als Umweltvergifter eingestuft werden muß.* Außerdem verbrauchen die Katalysator-Fahrzeuge mehr Kraftstoff als diejenigen ohne Katalysator. Dies wird dadurch verursacht, daß die Abgase, die vom Motor ausgestoßen werden, zum Passieren der Katalysator-Keramik-Wabe mehr „Kraft" benötigen und auf der Autobahn etwa 20 Prozent, auf Landstraßen 21 Prozent und im Stadtverkehr etwa 45 Prozent mehr Benzin verbrauchen. Damit ist auch eine Steigerung des Kohlendioxids und eine Abgabe anderer Giftstoffe wie Platinstaub, Schwefeldioxid, Schwefelwasserstoff, Blausäure und Nervengas verbunden. (9)

In bestimmten Kreisen spricht man sich als Alternative zum Katalysator für das diesel-motorische Konzept aus. Die krebserregenden Partikel in den Abgasen von Dieselmotoren werden im Gegensatz zu Benzinmotoren schnell unschädlich, weil sie sich mit Rußpartikeln verbinden und damit biologisch nicht verfügbar sind. Die Rußpartikel bestehen in der Hauptsache aus zusammengebackenem Kohlenstoff, an dem sich Kohlenwasserstoffe anlagern, und zwar gerade solche Verbindungen, die im Verdacht stehen, krebserregend zu sein. Der Ruß fällt auf das Straßenpflaster, *gefährliche Benzpyrene werden schnell im Licht inaktiviert.*

Der Auspuff-Ausstoß von modernen Turbo-Diesel-Fahrzeugen mit Ultraschall-Konditionierung und Spreizstrahlinjektion bedeutet eine weit geringere Gefährdung, als allgemein angenommen wird. Moderne Diesel erfüllen scharfe US-Normen. Außerdem kann Dieselkraftstoff mit extrem kleinen Wassertröpfchen zu einem Emulgat verar-

Demonstrationsversuch zur Wirkung des Mischkatalysators

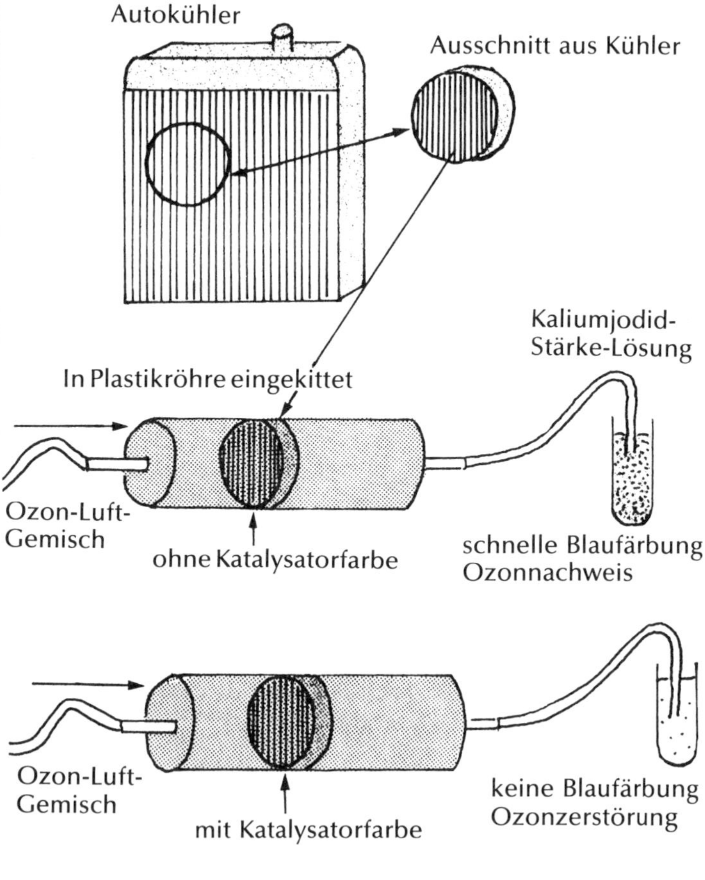

(Quelle: Klaus Hager, Dachau)

beitet werden, wodurch die Laufeigenschaften, der Sauberbrand und die Abgaseigenschaften des Diesels verbessert werden.

Eine weitere Alternative zum Katalysator wären Magermotoren für Benzinfahrzeuge. Schadstoffe wie Kohlenmonoxid und Kohlenwasserstoffe, die von Benzinmotoren ausgestoßen werden, können erheblich durch einen Magermotor, der in der Lage ist, mageres Benzin-Luftgemisch zu zünden und zu verbrauchen, minimiert werden. Dies ist aber nur durch eine besondere Hochenergiezündung (Plasmazündung) möglich. (11)

Eine besondere Alternative zum Ozon- und Kohlenmonoxidproblem, das ja heute durch die verschiedenen Smog-Alarme und Smog-Gefahren, besonders in Ballungszentren, äußerst akut ist, wäre der Misch-Katalysator des Dachauer Chemie-Ingenieurs Klaus Hager. Er hat diesen aus Nichtedelmetallen bestehenden Mischkatalysator (Kupfer-Mangan-Oxidfarbe), der von jedem als Farbe auf den Autokühler aufgetragen werden kann, in vielen Jahren intensiver Beschäftigung mit Ozon entwickelt. Der Mischkatalysator ist in der Lage, 500 bis 1000 Kubikmeter Luft pro Kilometer derart zu reinigen, daß Ozon in Sauerstoff zurückgebildet wird. Kohlenmonoxid wird in ungiftiges Kohlendioxid umgewandelt und zusätzlich werden Kohlenwasserstoffe absorbiert. Dieser Mischkatalysator kann von jedem nachgerüstet werden und kostet etwa DM 50,–. Man kann auch einen neuen Kühlertyp konstruieren, bei dem der Katalysator als Granulat eingebaut werden kann.

Ing. Hager hat einen Ozon-Generator entwickelt, mit dem er die Wirkung seines neuen Katalysators beweisen kann. Dieser wurde auch beim Institut für ökologische Chemie in Attaching mit einem Gerät, das für amtliche Ozonmessungen benützt wird, geprüft. Die Ozonkonzentration fiel bei der Untersuchung um 91 Prozent. (17)

Dieser Katalysator würde bei konsequenter Anwendung von etwa 30 Millionen Kraftfahrzeugen in der Bundesrepublik eine wesentliche Luftreinigung ermöglichen. Zum Beispiel würden allein in München bei 14 Millionen gefahrenen Kilometern täglich, wenn man eine durch den Kühler gesaugte Luftmenge von 500–1000 Kubikmetern Luft pro 1000 Kilometern annimmt, 3,5 bis 7 Milliarden Kubikmeter Umgebungsluft durch die Fahrzeuge entgiftet werden. Doch den Kfz-Herstellern erscheint diese Möglichkeit nicht realistisch genug. Der Dreiwege-Katalysator entspricht sicher mehr der Realität des Gewinns.

Die neue umweltneutrale Technologie

Unsere verschiedenen Umweltprobleme können in Zukunft nur von einer Technik gelöst werden, die innerhalb der Naturkreisläufe liegt und zu ihnen gehört, die Natur und Mensch nicht mit Schad- und Giftstoffen belastet.

Keine Technik kann sich über die Naturgesetze hinwegsetzen, ohne das Leben zu schädigen oder zu zerstören. Dies gilt auch für die Kfz-Technologie. Eingebaute Katalysatoren bringen keine dauerhafte Lösung. *Diese ist nur möglich durch veränderte Motoren, damit Schadstoffe überhaupt nicht entstehen.*

Diese Anforderungen erfüllt der von der Firma Elsbett in Hilpoltstein/Mittelfranken entwickelte und schon seit vielen Jahren erprobte und technisch ausgereifte Drei-Zylinder-Elsbett-Dieselmotor. Dipl.-Ing Gerd Legien, 8542 Roth/Mittelfranken, berichtete im Bürgermagazin „Rother Akzent" immer wieder darüber.

Der Elsbett-Motor ist für Pflanzenölbetrieb geeignet. Bei ihm erfolgt ein duo-thermischer Brennablauf infolge der Trennung von Brennzone und Überschußluft. Die Entwicklungsstufen sind:

1. Reduzierung der Wärmeemission durch Duothermbrennverfahren;
2. Reduzierung der Geräuschemission durch isophonen Brennablauf;
3. Reduzierung der Rußemission mittels Pflanzenöl und Mischbeschleunigung durch zwei Düsen. (18)

Mit dem Duothermverfahren entfällt die überflüssige Wärmeemission durch den Wassermantel und die Kühlrippen (Wasserkühlung). Im Elsbett-Motor fließen nur noch 40 Prozent der Wärme an die Wände des Brennraums. Diese geringe Wärme wird mit dem Motorschmieröl, das auch

Motortechnik im Naturkreislauf

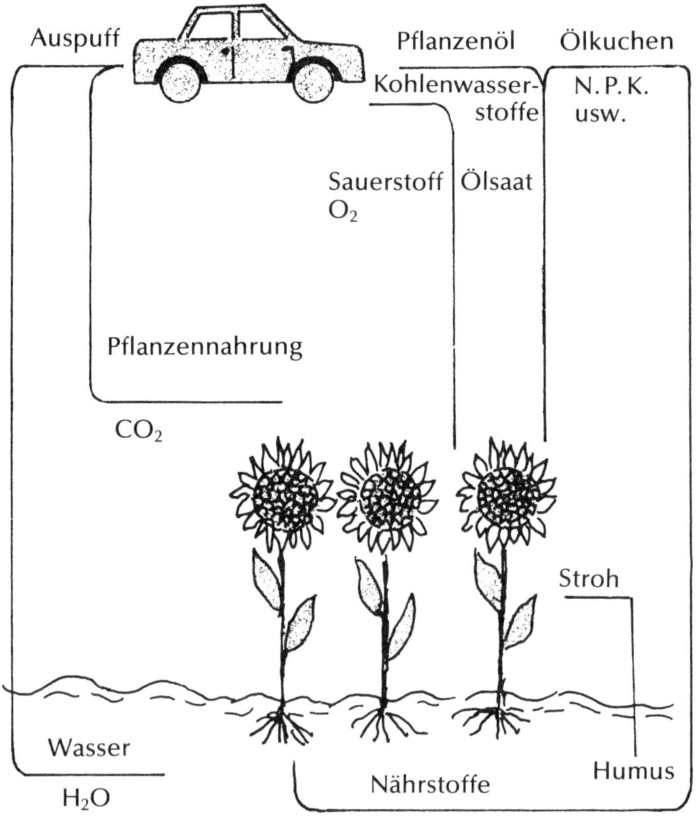

Bei Verwendung von Pflanzenölen als Kraftstoff befinden sich Kohlendioxid, Wasser, Kohlenwasserstoff, Sauerstoff und pflanzliche Nährstoffe in einem geschlossenen Kreislauf.

(Quelle: Rother Akzent, 8542 Roth)

die Reibungswärme aufnimmt, in einen vergrößerten Ölkühler abgeführt. Eine Zylinderkopfdichtung entfällt ganz.

Etwa 100 verschiedene Pflanzenöle wurden ausprobiert, die alle motortauglich sind. Aufgrund der Molekularstruktur der Pflanzenöle handelt es sich bei der Verbrennung um einen idealen Kraftstoff, denn *bei Verwendung von Pflanzenölen als Kraftstoff befinden sich Kohlendioxid, Wasser, Kohlenwasserstoff, Sauerstoff und pflanzliche Nährstoffe in einem geschlossenen Kreislauf.*

Die pflanzlichen Öle befürfen für den motorischen Betrieb keiner speziellen Vorbehandlung, Raffinierung oder chemischen Veränderung; das roh gepreßte Öl kann direkt verwendet werden.

Ein Liter Pflanzenöl enthält 110 Gramm Wasserstoff, die 1,5fache Wasserstoffmasse von reinem, flüssigem Wasserstoff. Um Wasserstoff verbrennen zu wollen, ist daher die Photosynthese logischer als die geplante Wasserstoffherstellung durch die Photovoltaik. Wasserstoffmotoren arbeiten mit einem Wirkungsgrad von nur 23 Prozent. Bei der Anwendung von Pflanzenöl in den entsprechenden Motoren wird aber ein Wirkungsgrad von 40 Prozent erreicht. Deshalb ist die Wasserstoff-Technologie problematisch. Wasserstoff muß auf minus 253 Grad Celsius gehalten werden, um flüssig zu sein. Zudem wird freier Wasserstoff in die Atmosphäre abgegeben. Dadurch entsteht eine neue Emission.

Durch die Verbrennung pflanzlicher Öle im Elsbett-Motor entsteht nur soviel Kohlendioxid, wie die Pflanze selbst für das Wachstum benötigt. Es handelt sich um einen Kohlenstoffkreislauf, wie ihn die Natur über die Oxidation von Kohlenwasserstoff kennt.

Pflanzliche Öle sind zudem gänzlich frei von Schwefel und Schwermetallen; sie sind auch frei von Benzolen und Aromaten.

CO_2-Umweltprobleme: Katalysator-Motor und Pflanzenöl-Motor im Vergleich

(CO_2 – Kohlendioxid – ist der Hauptverursacher für das Treibhausklima)

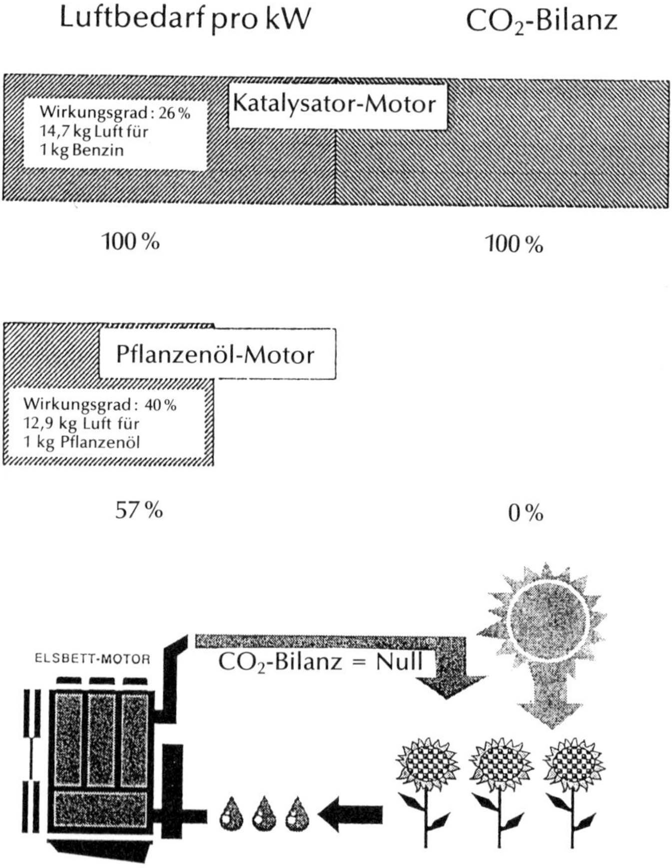

(Quelle: Rother Akzent, 8542 Roth)

Die Bedenken hinsichtlich der Verwendung des „Lebensmittels Pflanzenöl" im Hinblick auf den „Welthunger" sind nicht stichhaltig, da es weltweit genügend nicht genutzte Flächen gibt, um je nach Klima die geeigneten Ölpflanzen anzubauen. Gerade den armen und wirtschaftlich benachteiligten Ländern würde damit direkt durch einen entsprechenden Wirtschaftskreislauf geholfen. Es ist überhaupt kein Problem, den weltweiten Erdölbedarf durch dezentralen Anbau von Ölpflanzen zu ersetzen. Ölpflanzen wachsen in allen Regionen. Die Vielfalt der Pflanzen sollte ökologisch gesehen jedoch Monokulturen ausschließen.

Die Sonnenenergie reicht aus, um dezentral auf Flächen, die in der Summe etwa die Größe von Saudi-Arabien ausmachen, soviel Pflanzenöl wachsen zu lassen, wie heute Erdöl gefördert wird. Ein Anbau zum Beispiel von Sonnenblumen auf nur 1,3 Prozent der Fläche der UdSSR ergäbe Kraftstoff für 60 Millionen Fahrzeuge und gleichzeitig auf dem Ernährungssektor Proteine für achtzig Prozent der Gesamtbevölkerung. Durch den Einsatz von Ölpflanzen entsteht neben dem geschlossenen Kohlendioxid-Kreislauf auch ein geschlossener Mineralstoff-Kreislauf.

Bei der landwirtschaftlichen Herstellung pflanzlicher Öle ist besonders bedeutungsvoll, daß die mit dem Öl entnommenen Kohlenwasserstoffe keinen Mineraldünger erfordern, weil über das Öl keine Mineralstoffe entzogen werden. Für die Düngung, die Tierernährung und das Wachstum der Nachfrucht ist der restliche Ölkuchen optimal.

Die große Basis für den Pflanzenölkraftstoff liegt wohl in den Sonnenländern, wo Palmölplantagen mit vier Millionen Quadratkilometern (ein Zehntel der Fläche Afrikas) sogar den ganzen Weltbedarf an Erdöl (drei Milliarden Tonnen jährlich) mit Pflanzenöl abdecken können. Aus diesem Grunde schon müßten die reichen Industriestaaten *daran interessiert sein, den armen Ländern, in denen Drogenpflanzen angebaut werden, durch die Abnahme pflanzlicher Öle zu helfen, damit der Drogenmarkt „erstickt" wird.*

Transport und Lagerungen von Pflanzenöl sind ungefährlich. Selbst bei Unfällen sind pflanzliche Öle in Wasser und Boden abbaubar. Die Ölpflanze ist auch eine Pionierfrucht und kann zur Rekultivation arider Gebiete genutzt werden. Darin liegt eine Chance armer, an Erdöl oder sonstige Importe gebundener Länder, sich aus eigener Kraft zu versorgen.

Mit dem neuen Elsbett-Diesel-Motor, der für den Pflanzenölbetrieb geeignet ist, werden ökologische Anforderungen voll erfüllt. Nur dadurch, daß ein Motor das kann, was einem Benzinmotor überhaupt nicht möglich ist und auch weit über das hinausgeht, was den Dieselmotor ausmacht, *wird der neue Ölmotor befähigt, die Umweltanforderungen an den Kolbenmotor zu erfüllen.*

„Während in der UdSSR in der nächsten Zeit 50 000 Elsbett-Motoren in ‚Moskvich'-Pkws eingebaut werden, wird in der Bundesrepublik diese neue Motoren-Technologie amtlicherseits totgeschwiegen. Offensichtlich ist wohl der Umweg über die Sowjetunion nötig, auch hier den Einstieg in die Großproduktion zu schaffen. Zudem führt die politische Festlegung auf den Katalysator die deutsche Automobilindustrie in die Sackgasse", sagte der Firmenchef Ludwig Elsbett. Sein Sohn Günter bemerkte: „Hoffentlich wachen die Westeuropäer und vor allem die Deutschen einmal auf, wenn die moderne Technik aus dem Osten kommt."

Hier wäre vielleicht noch zu erwähnen, daß drei Jahre lang ein Rapsöl-Modell in der Steiermark lief, das jetzt als Dauereinrichtung besteht. Hier wird Rapsöl „umgeestert", das heißt, das Glycerin wird ausgeschieden, so daß das Öl in gewöhnlichen Dieselmotoren verwendet werden kann. Für die Bauern ergibt sich eine höhere Wertschöpfung, sie können ihre Nahrungsmittelproduktion unabhängiger machen und brauchen keine Flächen stillzulegen. Pro Hektar Anbaufläche können 1000 Liter Diesel ersetzt werden. Bundesweit müßten nur 13 Prozent der Anbaufläche verwendet werden, um alle landwirtschaftlichen Dieselmotoren damit zu betreiben. (19)

Nach einer Pressemitteilung des Bayerischen Staatsministeriums Nr. 23 vom 6.2.91 soll jetzt aufgrund einer bayerischen Initiative ein EG-Demonstrationsvorhaben „Euro-Biodiesel" zustande kommen. Es erfolgt zusammen mit Franzosen, Italienern und Griechen. Es geht um die Erprobung von Rapsmethylester, dem sogenannten Biodiesel, als Treibstoff. Das zweite Vorhaben ist ein umfangreicher Versuch zur Erprobung von unverestertem Pflanzenöl als Treibstoff, dem sogenannten Naturdiesel.

Da pflanzliche Öle auch als Sägekettenöl, als Schalungsöl, Kühlschmiermittel für metallverarbeitende Betriebe und Hydrauliköl umweltfreundlich verwendet werden können, sieht der Staatssekretär hier einen Markt. Er hält es für unumgänglich, daß unsere Landbewirtschaftung, unabhängig davon, ob Nahrungsmittel oder Rohstoffe erzeugt werden, im Einklang mit den Anforderungen der Natur, der Umwelt und der natürlichen Lebensgrundlage stehen.

Aufruf zur Katalysator-Nachrüstaktion durch den ADAC

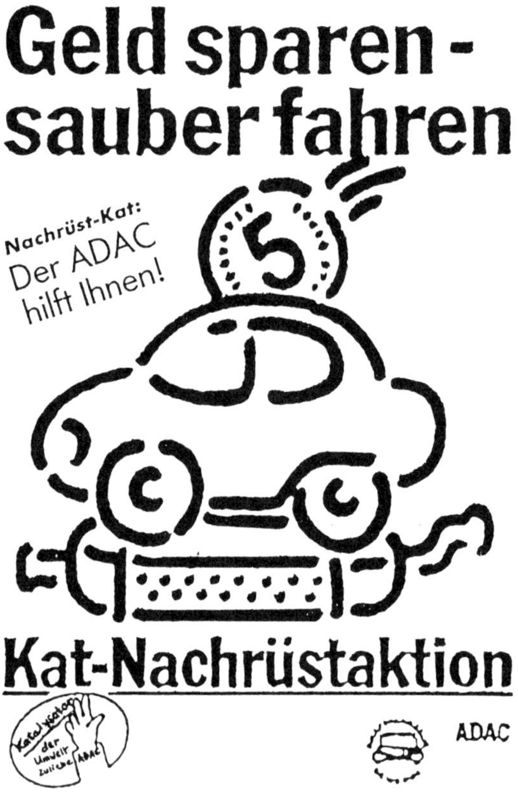

Schlußgedanken

Mit den bisher geübten Wirtschaftsmethoden, die nur auf Gewinn und Verlust ausgerichtet sind, lassen sich unsere Zukunftsprobleme nicht mehr lösen. Vor jeder Weiterentwicklung und Neuentwicklung muß nicht die Ehrfurcht vor dem Geld, sondern die Ehrfurcht vor dem Leben stehen. Prof. A. Primavesi vom brasilianischen Universitätsinstitut Santa Maria sagte dies deutlich: *„Die Ökologie ist heute keine Frage einzelner Gelehrter, sie ist rauhe Wirkichkeit, wenn wir überleben wollen!"*

Doch es ist und bleibt schwierig, die ökologischen Notwendigkeiten durchzusetzen und anzuwenden. Der angewandten Ökologie geht es vor allem darum, die Lebensfähigkeit der Umwelt und damit auch die Gesundheit der Menschen und insbesondere der Kinder zu erhalten. Deshalb gehört der Forderung der Ökologie unbedingte Priorität, sie darf nicht, wie im 1. Kapitel erwähnt, dazu verwendet werden, als Etikett für neue Wirtschaftsinteressen zu dienen. Techniker und Geschäftsleute werden nicht das Verständnis für ökologische Zusammenhänge erfassen können, wenn sie von der Gewinnsteigerung beseelt sind.

Albert von Haller hat es so ausgedrückt: „Wer die ökologischen Zusammenhänge überblickt, gelangt zu einer grundlegenden Erkenntnis: der Unteilbarkeit der Gesundheit. Aus der Störung der Ökosysteme von Boden, Wasser und Luft müssen sich immer neue Krankheiten und Degenerationen entwickeln. Man wird die Krankheit nicht aus der Welt schaffen, weil sie zum System der Erhaltung von Leben und Gesundheit gehört. Aber sie wird in jenen Schranken bleiben, die ihr die Natur im Aufbau und Abbau des Lebens zugewiesen hat, sofern der Mensch die Unteilbarkeit der Gesundheit respektiert.

Die Ökologie ist eine Wissenschaft außerhalb von Politik und Ideologie, aber ihre Forderungen richten sich auch an die Politiker. Indessen wäre es eine Illusion zu meinen, das Notwendige müßte zuerst von den Politikern erkannt und eingeleitet werden. In einer demokratischen Gesellschaft muß die Gesellschaft aufgeklärt und einsichtig sein, um es dem Politiker zweckmäßig erscheinen zu lassen, das Notwendige zu tun. *Daher muß am Anfang des neuen Weges die Information stehen. Die Klärung führt zum neuen Denken und zum Setzen neuer Prioritäten. Zuerst müssen wir wissen, was zu tun ist und warum es zu tun ist – erst dann können wir handeln.* Das Richtige muß vom Falschen getrennt werden, das Wahre vom Unwahren, das Mögliche vom Illusionären. Die überzeugenden Tatsachen müssen allgemein bekannt werden, denn nur der Überzeugte wird den neuen Weg einschlagen." (20)

Wenn in diesem Buch sachliche Fakten über die ernsten Gesundheitsgefahren durch die Katalysator-Technik dargelegt wurden, so steht es bei der Kraftfahrzeugindustrie, nach der Beweislastumkehr die Unrichtigkeit der dargelegten Fakten zu beweisen.

Die Zeitschrift „HÖR ZU" berichtete in Heft 32 vom 3. August 1990: „Untersuchungen bei VW und an der Universität Basel haben gezeigt, daß der Abgas-Strom eines Katalysators ein Gemisch hochgiftiger Stoffe ist: Blausäure, Ammoniak, Schwefelwasserstoff und Schwefelsäure. Funktioniert der Kat, sind die Mengen kaum meßbar."

Bei einem defekten Kat allerdings, wenn beispielsweise die Lambda-Sonde ausfällt, steigt der Ausstoß von Blausäure und Ammoniak um mehrere hundert Prozent. Zudem wächst die Zahl der Wissenschaftler, die selbst einen funktionierenden Kat als „Dreckschleuder" bezeichnen. Prof. Dr. Wolfgang Forth von der Uni München stellt fest: „Völlig unverständlich, daß man nur prüft, welche Schadstoffe Katalysatoren zurückhalten, aber nicht, welche sie selbst erzeugen." Das will jetzt das Bundesumweltamt nachholen. Dr. Arnim Haße prüft, welche Wirkungen die im Normalbetrieb anfallenden Platin-Teilchen auf den Organismus haben. Schon jetzt weiß er: *„Platin in größeren Mengen beeinflußt die Zellteilung, was zu Krebs führen kann; außerdem wird das Immunsystem beeinträchtigt."*

Dazu ist zu bemerken, daß im Januar 1991 in einem Bericht über die europaweiten Waldschäden von der EG-Kommission mitgeteilt wurde, daß nach dreijähriger Anwendung der EG-Vorschriften gegen die Luftverschmutzung die allgemeine Situation keine deutliche Veränderung der Vitalität aufweist. Im Gegenteil, einige Baumarten zeigen eine ausgeprägte Verschlechterung. (21)

Hier ist die Frage, welche Umweltverbesserungen die Katalysatoren überhaupt gebracht haben nach den betrachteten Umweltgefahren, die die Katalysatortechnik mit sich bringt.

Verschiedene Abgeordnete haben schon seit 1986 Anfragen wegen der Katalysator-Technik an die Regierungen gestellt.

Nachfolgend die Anfrage des Abgeordneten Günter Fichtner, 8542 Roth/Mfr., 31.1.1990, an den Bayerischen Landtag.

Entweder müssen diese Fakten eindeutig widerlegt werden, natürlich nicht mit der banalen Antwort, es gebe keine Gefahr (wenn überhaupt keine Messungen gemacht werden), oder *es müssen unbedingt tiefgreifende Konsequenzen gezogen werden. Hier wird dann offensichtlich, wie ernst es den Politikern mit den ökologischen Forderungen nach Gesundheit und reiner Umwelt ist, und wie sie zu ihrem Eid stehen, Schaden vom Volk abzuwenden.*

In der Regel ist Schweigen auch eine Antwort. Aber die Folgen sind nicht totzuschweigen und die Verursacher können, nach dem Gesetz vom 1.1.1990, zur Verantwortung gezogen werden.

Zum Glück gibt es Alternativen, die im Einklang sind mit den Naturkreisläufen und die uns zur Verfügung stehen.

„Wir heißen Euch hoffen“ *(Goethe)*.

Eine parlamentarische Initiative vom 13.2.1990

BAYERISCHER LANDTAG
ABGEORDNETER
GÜNTER FICHTNER (SPD)
Mitglied des Ausschusses für Wirtschaft und Verkehr

An den Herrn Präsidenten des Bayerischen Landtags, Maximilianeum, 8000 München 85

Schriftliche Anfrage gemäß § 76 der Geschäftsordnung (Antwort in Druck erbeten)

In Anbetracht der immer heftiger werdenden öffentlichen Diskussionen über die Gesundheitsschädigungen durch den Katalysator, insbesondere durch Schwefeltrioxyd, Blausäure und Nervengas wie auch die Freisetzung von Platinpartikeln, frage ich die Staatsregierung:

1. Ist die Staatsregierung mit mir der Meinung, daß vor der Einführung des Katalysators für das Auto nicht zweifelsfrei alle Nebenwirkungen, die sich gesundheitsschädigend auf Menschen auswirken, durch Tests wissenschaftlich erforscht wurden?

2. Da der Katalysator nach einschlägigen wissenschaftlichen Kenntnissen und Veröffentlichungen Platinstaub frei-

setzt und da im bleifreien Treibstoff mehr Benzol enthalten ist als im verbleiten und sich der Verbrauch des scheinbar umweltfreundlichen Benzins verstärkt krebserregend auswirkt, frage ich die Staatsregierung, ob sie mit mir der Auffassung ist, daß das Bundesumweltamt fahrlässig handelt, indem es selbst zugibt, „daß bezüglich des Katalysators in Teilbereichen wegen Auftretens und Wirkungen von Platin und seinen Verbindungen noch Wissenslücken bestehen, die erst noch durch gezielte Studien untersucht werden" und hätte man nicht besser vor der Freigabe technischer Geräte aus Haftungsgründen alle nur erdenklichen Prüfungen durchführen müssen, anstatt dies nachträglich zu tun?

3. Ist die Staatsregierung mit mir der Meinung, daß die Politiker und die Administration in Sachen Umweltpolitik nicht technische Lösungen durch steuerliche Förderungen empfehlen, sondern es vielmehr Aufgabe sein muß, Grenzwerte im Emissionsbereich festzulegen, um dann technische Lösungen den kompetenten Technikern und Ingenieuren zu überlassen?

4. Ist der Staatsregierung der „Elsbett-Diesel-Motor" – Hersteller Firma Elsbett, Industriestraße 14 in 8543 Hilpoltstein/Bayern – bekannt und teilt sie mit mir die Auffassung, daß dieser Dieselmotor, der auch für den Pflanzenölbetrieb geeignet ist, eine ernstzunehmende Alternative darstellt, um die Umweltprobleme zu lösen? In welcher Form wurde die Firma Elsbett durch die Staatsregierung für ihre Technologie-Forschung gefördert ? Wenn ja, wann und in welcher Höhe?

5. Spricht nicht alles dafür, daß durch die einseitige politische Festlegung auf den Katalysator die deutsche Automobilindustrie zwangsläufig in eine Sackgasse geführt wird, weil dadurch andere technische Möglichkeiten und Forschungen zurückgedrängt werden und sich dieser Umstand eigentlich verhängnisvoll für einen modernen Industriestaat auswirken muß?

6. Teilt die Staatsregierung mit mir die Auffassung, daß die Technologieförderung leider immer mehr einseitig zugunsten der Großindustrie tendiert, anstatt vielmehr gegenüber dem flexiblen Innovationspotential des Mittelstandes?

7. Sind der Staatsregierung wissenschaftliche Erkenntnisse bekannt, die feststellen, daß a) im bleifreien Treibstoff mehr Benzol enthalten ist als im verbleiten, b) beim Katalysator im Pkw Platinstaub freigesetzt wird, c) Benzol wegen der Möglichkeit der Leukämie-Auslösung als krebsauslösende Substanz eingestuft werden muß, d) der Katalysator Schwefeltrioxyd, Blausäure und Nervengas freisetzt?

8. Falls ja unter 7a)–d), was gedenkt die Staatsregierung hiergegen zu unternehmen?

9. Falls die in der öffentlichen Diskussion gemachten Feststellungen, z. B. von Prof. D. Gocudevert, dem Krebsforscher Dr. Hans Nieper und dem Chemieexperten Dr. George E. Ham (ehemaliger Chefchemiker von Ciba-Geigy, New York) u. a. zutreffen, ist die Staatsregierung mit mir der Meinung, daß der Katalysator im Pkw unverzüglich wieder aus der Förderung durch Steuergelder gestrichen werden muß, wenn er nicht überhaupt dann verboten wird?

Günter Fichtner (SPD)

Literaturnachweis

(1) Ernst Haeckel, „Generelle Morphologie", 1886, Bd. II 286–287

(2) G. A. Ulmer, Unser Wald darf nicht sterben, 1983, Ulmer Verlag, 7201 Tuningen

(3) Was Sie schon immer über Umwelt wissen wollten, S. 70, Kohlhammer Verlag, Stuttgart, 1984/85

(4) Dr. Günther Hartkopf, Umwelt-Report, Einführung in das Menschheitsproblem Umwelt, Umschau Verlag, Frankfurt 1972

(5) G. A. Ulmer, Müllverbrennung unser Schicksal? Ulmer Verlag, 7201 Tuningen

(6) Auto und Umwelt, „Krebs durch Katalysator", Gerd Legien, Rother Akzent, 8542 Roth

(7) Deutsches Ärzteblatt, Heft 36, 3. Sept. 1987 (41) A 2309

(8) Dipl.-Ing. Schindler, Für Dr. Nieper und gegen den Kat, Raum und Zeit, Nr. 47/1990, Ehlers Verlag, München

(9) Bert Brendl, Katalysator & Co, Verlag Harry Deutsch, Thun und Frankfurt

(10) Hans Joachim Ehlers, Hager Kat geprüft, Raum und Zeit, Nr. 49/1991, Ehlers Verlag, München

(11) Dr. Hans Nieper, Der steuerbegünstigte Lungenkrebs, Raum & Zeit, Spezial 2, Ehlers Verlag, München

(12) Robert Endrös, Die Strahlung der Erde und Ihre Wirkung auf das Leben, G. A. Ulmer Verlag, 7201 Tuningen

(13) Dr. Hans Nieper, Die Katalysator-Story, Raum & Zeit, 28/87, Ehlers Verlag, München

(14) Luftbelastung – Blei raus, Benzol rein, Apotheker Zeitung Nr. 9 vom 29.2.1988

(15) Kam das Bleiverbot zu früh?, Die Neue Ärztliche, Nr. 69 vom 11.4.89 (FAZ)

(16) Kat-Pflicht für alle Autos, Südwestpresse vom 22.12.1990

(17) Hager-Kat geprüft: 91 Prozent weniger Ozon, Raum & Zeit, Nr. 49/1991, Ehlers Verlag, München

(18) Auto und Umwelt, „Volksverdummung mittels Katalysator", Gerd Legien, Ausg. 10/89, Rother Akzent, 8542 Roth

(19) Energiegewinnung mit Rapsöl, Südwestpresse vom 13.2.91
(20) Albert von Haller, Die Unteilbarkeit der Gesundheit, Sonderdruck Nr. 62 aus „Wurzeln der gesunden Welt", 1976, Verlag Boden und Gesundheit, 8183 Langenburg
(21) Waldschäden europaweit, Die Neckarquelle, Nr. 29 vom 4.2.1991

Register

Im gleichen Verlag erschienen:

Ernährung mit Vernunft
Wer nach einer gesunden Ernährung strebt und sich darüber Klarheit verschaffen will, sollte dieses Buch lesen.
208 Seiten, 29 Abb., 100 Rezepte. ISBN 3-924191-12-3 DM 16,80

Reisdiät – Gleichgewichtsdiät mit Aufbaukost
In diesem Buch der erfahrenen Ernährungstherapeutin Gertraud Radke wird die Reisdiät in allen Einzelheiten beschrieben, ebenso auch die Aufbaukost.
120 Seiten, brosch. ISBN 3-924191-43-3 DM 16,–

Kleines Umwelt Lexikon
Dieses Buch enthält alles, was zu wissen wichtig ist über Natur, Umwelt, Lebensschutz, gesunde Ernährung und störungsfreies Wohnen.
220 Seiten, brosch., ca. 100 Grafiken. ISBN-3-924191-28-X DM 19,80

Einführung in die Bau- und Wohnökologie
In diesem Buch werden die Bauökologie, ökologische Bauplanung, ökologische Baustoffe, ökologische Haustechnik und Raumausstattung sowie die Zusammenhänge der Wohnökologie verständlich dargestellt.
192 Seiten, brosch., 13 Abb., 57 Grafiken. ISBN 3-924191-20-4 DM 29,80

Sind Mikrowellenherde Gefahrenherde?
Es stellt sich die brennende Frage, ob Mikrowellen außer thermischen Wirkungen auch biologische Schadwirkungen verursachen. Das Buch sucht, darauf eine Antwort zu geben.
48 Seiten, brosch., 8 Abb. ISBN 3-924191-31-X DM 14,80

Müllverbrennung unser Schicksal?
In diesem Buch sollen sachliche Informationen und Grundlagen zu diesen „brennenden" Themen gegeben, aber zugleich auch Alternativen aufgezeigt werden, die aus der Sackgasse führen.
64 Seiten, brosch., 11 Abb. ISBN 3-924191-34-4 DM 14,80

Unser Wald darf nicht sterben!
Ein Bildband mit 50 großformatigen Farbaufnahmen und 11 Grafiken. Der Bildband informiert über alle bekannten und noch wenig bekannten wichtigen Einzelheiten zum Thema „Waldsterben".
96 Seiten, brosch. ISBN 3-924191-01-8 DM 9,80

Gesundheit aus dem und für den Garten
Eine Anleitung zum biologischen Gärtnern von Josef Kupi, der jahrzehntelang als Fachberater im Obst- und Gartenbau tätig ist. Was er schreibt, ist in seinem Garten beobachtet und ausprobiert.
80 Seiten, brosch., 68 Abb. und Tabellen. ISBN 3-924191-35-2 DM 14,80

Phacelia – Die Pflanze der Zukunft
Im Garten, in Parks, an Zäunen, an Bahndämmen, an Wegrändern, ja überall kann diese Pflanze wachsen und unsere verarmte Natur und besonders unsere Insektenwelt neu beleben.
24 Seiten, 3 Abb. ISBN 3-924191-40-9 DM 6,80

Wirksamer Vogelschutz im Garten und ums Haus
In diesem Buch werden Hinweise gegeben für Nisthilfen und für die Gestaltung eines geeigneten Lebensraumes für Vögel. Ebenso auch für die Winterfütterung. Vogelschutz ist Lebensschutz.
64 Seiten, brosch., 20 Abb. ISBN 3-924191-33-6 DM 14,80

Kommt und erlebt die Wunderwelt des Waldes
von Dr. Sigrid Lechner-Knecht
Dieses Buch gibt einen Einblick in die Zusammenhänge der Natur und in unsere gesamte Mitwelt und ist ein Brückenschlag zur Ganzheit der Schöpfung. Im zweiten Teil des Buches sind viele interessante Waldspiele für Kinder.
256 Seiten, brosch., 58 Abb. und Grafiken. ISBN 3-924191-37-9 DM 26,–

30 Sonnenfrohe Kinderlieder
von Inge Wellenstein
Diese Kinderlieder besingen Blumen, Bäume und kleine Tiere, die wir finden. Dabei lernen die Kinder singend und wandernd die Natur in ihrem eigenen Umkreis kennen und schätzen.
48 Seiten, geh., 11 farb. Fotos. ISBN-3-924191-41-7 DM 16,80

Vom wahren Sinn des Lebens
Anhand biblischer Beispiele wird in diesem Buch der Versuch unternommen, ein Modell für ein neues Denken zu zeigen, das ökumenisch und ökologisch sein muß und die Grundlage für eine Zukunft des Friedens bietet.
128 Seiten, brosch., 178 Abb. ISBN 3-924191-03-4 DM 16,80

Günter Albert Ulmer Verlag · Postfach 40 · 7201 Tuningen